诊疗数据挖掘理论及应用

尤殿龙 陈真 韩达 著

燕山大学出版社

·秦皇岛·

图书在版编目(CIP)数据

诊疗数据挖掘理论及应用/尤殿龙,陈真,韩达著.—秦皇岛:燕山大学出版社,2023.6
ISBN 978-7-5761-0506-3

Ⅰ.①诊… Ⅱ.①尤… ②陈…③韩… Ⅲ.①临床医学—数据采集—研究 Ⅳ.①R4-39

中国国家版本馆 CIP 数据核字(2023)第 047099 号

诊疗数据挖掘理论及应用
ZHENLIAO SHUJU WAJUE LILUN JI YINGYONG

尤殿龙陈 真韩 达著

出 版 人:陈 玉
责任编辑:孙志强
责任印制:吴 波　　　　　　　　　　封面设计:刘馨泽
出版发行: 燕山大学出版社　　　　　　电 话:0335-8387555
　　　　　YANSHAN UNIVERSITY PRESS
地　　址:河北省秦皇岛市河北大街西段 438 号　　邮政编码:066004
印　　刷:涿州市殷润文化传播有限公司　　经　　销:全国新华书店

开　本:787 mm×1092 mm　1/16　　印　张:12.25
版　次:2023 年 6 月第 1 版　　　　印　次:2023 年 6 月第 1 次印刷
书　号:ISBN 978-7-5761-0506-3　　字　数:210 千字
定　价:47.00 元

前　　言

近十年来，虽然我国医疗信息化起步比较晚，但在国家政策的大力扶持和推动下，医疗信息化建设发展迅速，并积累了大量的诊疗数据。利用人工智能和大数据分析技术从这些数据中挖掘有价值信息，是智慧诊疗的重要表现。医疗大数据作为智慧医疗领域的核心方向之一，对医学发展产生了巨大的推动作用。面向诊疗数据的人工智能技术可以为疾病预防、药物研发、智能诊疗、传染源追踪等提供决策支持，由此提高诊疗效果和疾病预防效率。特别是随着2020年新冠疫情暴发，智慧医疗和大数据分析在疫情监测和诊疗防疫上发挥了积极作用，也推动了医疗大数据技术的发展。在大数据已被纳入国家战略的今天，如何以数据创新探索未来的医学科学，如何在医疗数据中高效快速地挖掘有用信息，提升诊疗效果和决策能力是亟待深入研究的问题。

党的二十大报告中提出"推进健康中国建设"，"把保障人民健康放在优先发展的战略位置"。笔者根据这一指标精神，本着以学生为中心的原则，特编写了本书，以期对医学科学的进步有所助益。本书以诊疗数据为对象，将数据挖掘和机器学习领域的基本方法应用到临床医学的诊疗数据处理中，全面系统地介绍了医学数据挖掘的基本方法与原理，对数据分析的常用算法，如诊疗数据预处理、关联规则挖掘、支持向量机、朴素贝叶斯、k-means、神经网络等基础知识和医学应用进行了通俗易懂的讲解。本书的特色是从理论讲解、算法解读和医学应用三个层面，在案例中将原理和方法逐层推进地体现出来。更重要的是，本书对诊疗数据处理、特征学习、数据挖掘与模式识别技术进行了系统介绍和讨论，呈现了数据挖掘在诊疗数据中的应用方法。本书属于入门基础性专业读物，可作为从事医疗数据分析的工作者的参考书，也可以为医学领域医疗数据的加工优化、改革实践提供借鉴与参考。

本书的写作团队主要由燕山大学计算机专业教师和研究生组成，在燕山大学康养产业技术研究院支持下从事智能监护及诊疗数据研究。我们长期专注于面向特殊群体的智能监护和诊疗大数据分析，包括智能行为识别和情绪识别、病理特征挖掘和因果发现等,致力于推动机器视觉、人工智能和大数据分析技术服务智慧养老和康养监护。我们主要聚焦于医疗监护数据、癌症、罕见病、糖尿病和老年痴呆等诊疗数据的特征挖掘、因果推断、病情预测等研究,以构建能灵敏感知、精准过滤、实时推送、辅助诊断、共享协同的健康大数据分析平台,实现从"已知"推理"未知"、从"现实"预测"未来",提高大数据在智慧康养领域全方位、全过程的深度智能应用。本书的撰写是我们在多年从事人工智能、机器视觉、流特征选择、因果推理以及服务推荐的研究与实践的平台上,充分发挥团队智慧和通力协作的成果,大家在积极查阅资料和持续学习的基础上,厘清了诊疗数据分析的知识体系,也加深了对知识的理解。团队成员积极乐观,面对困难迎难而上,克服了疫情等因素的影响,认真努力地完成了撰写工作。其中,第1、4～6和9～10章由尤殿龙统稿;第2～3和7～8章由陈真统稿;全篇由韩达审校。各章节的具体撰写人如下:

第1章 诊疗数据预处理:武传锋、张祎;

第2章 关联规则挖掘及医学应用:邢一凡;

第3章 K近邻法及医学应用:马信宏;

第4章 决策树分类及医学应用:李婷婷;

第5章 支持向量机及医学应用:柳佳乐;

第6章 朴素贝叶斯及医学应用:毋红涛;

第7张 PCA降维及医学应用:刘啸威;

第8章 k-means算法及医学应用:陈文辉;

第9章 神经网络及医学应用:王厚林;

第10章 Python机器学习工具库简介:王鹏。

本书可以作为康养人才培训的教材或参考书,适用于机器学习、大数据分析和诊疗数据分析的初学人员。

最后,本书从立项到出版离不开燕山大学康养产业技术研究院领导的支持,在此表示衷心的感谢!在写作和出版过程中,燕山大学出版社编辑孙志强老师给予了很多帮助,在此表示感谢!

由于作者水平所限,书中难免有错误和不当之处,欢迎专家和读者给予批评指正。

尤殿龙

2023年4月于燕园

目　　录

第1章 诊疗数据预处理

数据处理是指将收集到的数据进行清洗、转化和分析等操作,以得出有用的信息和结论。数据预处理和数据清洗是数据分析的前置步骤。在数据预处理阶段,数据被转换成可以被分析的格式,同时,数据清洗也包括了剔除异常值、填补缺失值、去重等处理。这些步骤的目的是最大限度地提高数据质量,确保数据分析的准确性和可靠性。在数据处理过程中,需要使用各种工具和技术,例如 SQL、Python、R 等编程语言和统计学方法。医学诊疗数据中可能存在数据缺失、异常值、重复值等问题,它们会对数据分析和决策产生不同的影响,因此,在医学诊疗数据的预处理过程中,缺失值和异常值的处理对于后续分析结果的准确性和可靠性非常关键,需要根据实际情况进行选择和权衡。此外,医学诊疗数据量庞大,数据预处理后,需要进行数据抽样、特征变换、特征选择等操作,以便在保证数据质量的前提下,减少数据量,提高数据分析和建模的效率。

本章将先介绍数据校验方法,数据经过校验之后的数据清洗方法,最后介绍特征工程的相关知识。

1.1 数据校验

数据校验是指对数据的完整性、准确性、有效性和一致性进行验证的过程。通过数据校验可以确保数据集中的数据符合预期的数据分析要求。数据校验的主要目的是检查数据集中的数据能否满足预期的数据质量标准。数据校验可以检测数据集中存在的错误、缺失、重复、异常等问题,并及时进行修正和删除,确保数据集的质量和准确性。数据校验通常包括以下几个方面。

1.1.1 一致性校验

数据一致性是数据校验的一个关键方面它指的是在不同的数据源中,同一数据元素的值必须保持一致,而数据不一致性则表示数据在不同数据源中的值不一致,可能出现重复、缺失、错误、异常等问题。因此,可以通过比较不同数据源的数据、使用数据模型进行校验、使用逻辑校验或使用外部数据源来进行数据一致性校验。在进行数据一致性校验时,需要根据具体情况和数据分析的需求,选择合适的校验方法,并及时修正和删除数据集中存在的问题,以确保数据集的质量和准确性。检验数据一致性的方法有以下几种：

（1）Kappa 系数检验

Kappa 系数检验是判断分类数据一致性的一种方法，它可以用来判断两个或多个分类器的分类结果是否一致，适用于两次数据之间比较一致性，是数据挖掘和机器学习中常用的一种方法。公式如下：

$$k = \frac{p_0 - p_e}{1 - p_e} \tag{1-1}$$

其中，p_0 是每一类正确分类的样本数量之和除以总样本数，也就是总体分类精度。

假设每一类的真实样本个数分别为 $a_1, a_2, \cdots, a_C$，而预测出来的每一类的样本个数分别为 $b_1, b_2, \cdots, b_C$，总样本个数为 n，则有

$$p_e = \frac{a_1 \times b_1 + a_2 \times b_2 + \cdots + a_C \times b_C}{n \times n} \tag{1-2}$$

Kappa 系数的取值范围在 -1 到 1 之间，其中 -1 表示完全不一致，0 表示随机一致，1 表示完全一致。在进行 Kappa 系数检验时，需要根据具体情况，选择合适的分类器和分类数据，并计算 Kappa 系数。如果 Kappa 系数较高，说明分类器的分类结果比较一致，如果 Kappa 系数较低，说明分类器的分类结果比较不一致，需要对分类器进行调整或优化。Kappa 值判断标准如表 1.1 所示。

表 1.1　Kappa 值判断标准

Kappa 系数值	一致性强度
<0.20	较差
$0.21 \sim 0.40$	一般
$0.41 \sim 0.60$	中等
$0.61 \sim 0.80$	较强
$0.81 \sim 1.00$	强

（2）ICC 组内相关系数检验

组内相关系数（Intraclass Correlation Coefficient，ICC）是指同一组内两个变量之间的相关系数。在数据分析中，组内相关系数检验通常用于检查同一组内不同变量之间的一致性。ICC 组内相关系数检验是衡量观察者在某个特定任务中的一致性的一种方法。这种方法通常用于评估医生、教师、评估员等在某个任务中的一致性。在进行组内相关系数检验时，需要先确定待检验的变量集合，然后计算每个变量之间的相关系数。常用的组内相关系数包括皮尔逊相关系数和斯皮尔曼相关系数。在计算相关系数之后，可以使用假设检验方法来检验相

关系数是否显著不同于零。如果相关系数显著不同于零,则表明这些变量之间存在显著的相关性。如果相关系数不显著,则表明这些变量之间的相关关系不确定。

以下是几种常见的组内相关系数计算方法:

$$ICC_1 = \frac{(MS_{区组} - MS_{误差})/m}{(MS_{区组} - MS_{误差})/m + MS_{误差}} \tag{1-3}$$

$$ICC_2 = \frac{(MS_{区组} - MS_{误差})/m}{(MS_{区组} - MS_{误差})/m + MS_{误差} + (MS_{处理} - MS_{误差})/n} \tag{1-4}$$

$$ICC_3 = \frac{MS_{区组} - \dfrac{n}{n-1}MS_{误差}}{MS_{区组} + (m-1)\dfrac{n}{n-1}MS_{误差}} \tag{1-5}$$

$$ICC_4 = \frac{MS_{区组} - MS_{误差}}{MS_{区组} + (m-1)MS_{误差} + \dfrac{m}{n}(MS_{处理} - MS_{误差})} \tag{1-6}$$

以上公式中,$MS_{处理}$、$MS_{区组}$ 和 $MS_{误差}$ 分别是区组设计方差分析中处理项、区组项和误差项的均方;m 为处理组数或重复因素的水平数;n 为区组的水平数。ICC 值的范围在 0 到 1 之间,其中 1 表示完全一致,0 表示没有一致性。在进行 ICC 组内相关系数检验时,需要根据具体情况和数据分析的需求,选择合适的方法,并及时修正数据集中存在的问题,以确保数据集的质量和准确性。

(3) Kendall 协调系数校验

Kendall 协调系数又称 Kendall W 系数,是一种用于衡量两个变量之间排列一致性的非参数方法。它基于两个变量之间的秩次差异。

Kendall 协调系数有以下两个计算公式:

$$\tau_b = \frac{P-Q}{\sqrt{(P+Q+T)(P+Q+U)}} \tag{1-7}$$

其中,P 和 Q 分别表示一致对和分歧对的个数;T 和 U 则分别表示两组数据中的并列排位个数。注意,如果是同时发生在两组数据中的并列排位,则既不计入 T,也不计入 U。该公式可以处理有相同值的情况,即并列排位。

$$\tau_a = \frac{P-Q}{\dfrac{1}{2}n(n-1)} \tag{1-8}$$

其中,P 和 Q 分别表示一致对和分歧对的个数;n 表示样本的数量。

此外,Kendall 协调系数的显著性检验可以采用 W 检验统计量。检验统计量 W 的计算公式为

$$W = \frac{ta - te}{\sqrt{\dfrac{n(n-1)(2n+5)}{18}}} \tag{1-9}$$

其中,n 表示变量的数量;ta 表示所有变量配对中的协调关系之和;te 表示所有变量配对中的不协调关系之和。

将相关变量代入式(1-9)中求出 W 值,查 Kendall 协调系数 W 值表作出判断和结论,Kendall 协调系数的取值范围为 -1 到 1,其中 -1 表示完全不一致,0 表示没有相关性,1 表示完全一致。

1.1.2 缺失值校验

缺失值是指数据集中的空值或空值单元格。当数据集中存在缺失值时,需要进行缺失值校验:缺失值校验的目的是找出缺失值的数量和位置,并考虑如何处理这些缺失值。缺失值校验是数据清洗的一个重要步骤,可以确保数据集中的缺失值不会影响后续数据分析的准确性和可靠性。Little 和 Ruth(1987)把数据缺失的机制分为三类:

(1) 完全随机缺失(MCAR):缺失数据的发生与任何因素都无关,如设备损坏或数据输入错误等。对于这种类型的数据缺失,可以使用删除法或插值法来处理。

(2) 随机缺失(MAR):缺失数据的发生与其他变量有关,但与缺失数据本身无关,如某些数据未能被记录下来。对于这种类型的数据缺失,可以使用插值法或均值法来处理。

(3) 不可忽略的缺失(NIM),亦称为非随机缺失(NMAR):缺失数据的发生与缺失数据本身有关,如一些人不愿意回答某些问题。对于这种类型的数据缺失,需要进行特殊处理,如使用多重插补方法。

在选择缺失机制时,需要考虑数据缺失的原因和缺失数据的数量等因素。实际应用中,经常使用 Python 来进行缺失值的检测以及位置的查找,具体是使用 Python pandas 库在数据框中查找缺失值。基本步骤为:

(1) 使用 isnull() 函数来识别数据框中的缺失值;

(2) 使用 sum() 函数可获取每列所有缺失值的总和;

(3) 使用 sort_values(ascending = False) 函数以降序获取缺失值的列;

(4) 每个具有缺失值的列除以 len(df) 得到每一列中缺失值的百分比。

1.1.3 异常值校验

在数据分析中,异常值是指与其他观测值明显不同,不符合数据分布规律的极端值。异常值的出现可能是由于数据采集错误、测量误差、计算错误、数据录入错误等原因引起的。在进行数据分析时,异常值会对结果产生很大的影响,因此需要对异常值进行校验和处理。

异常值校验对于数据分析和建模非常重要。在进行异常值校验之前,需要先确定数据的分布情况。对于异常值的检测方法有以下几种:

离群点检测算法:使用聚类、密度估计等方法来检测数据中的异常值。

3σ 原则:又称为"三倍标准差原则",该方法假定数据服从正态分布,它的基本原则是在正态分布的情况下,距离平均值三倍标准差之外的数据点被认为是异常值。具体实现步骤如下:

(1) 计算数据的平均值和标准差;

(2) 计算数据点与平均值之间的距离,即离差;

(3) 计算离差的标准差,即均方差;

(4) 根据正态分布的特性,可以得到在距离平均值三倍标准差之内的数据点所占的比例为 99.7%。因此,任何距离平均值三倍标准差之外的数据点都被认为是异常值。

3σ 原则的优点是简单易用,缺点是它假定数据服从正态分布,而在实际应用中数据的分布往往是不规则的,需要结合实际情况进行判断。

箱线图分析:箱线图(见图 1.1)法是一种常用的检测异常值的方法,具体步骤如下:

(1) 确定数据集的最小值、最大值、中位数、第一四分位数和第三四分位数;

(2) 绘制箱线图,其中箱子的顶部和底部分别代表第三四分位数和第一四分位数,箱子内部的线代表中位数。箱子的上界和下界是通过计算得出的,任何落在上界和下界之外的数据点都被视为异常值。

箱线图法的优点是易于理解和使用,同时它也能有效检测出异常值。但是它的缺点是可能会误判正常数据点为异常值,因此在使用时需要谨慎。

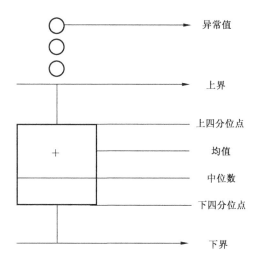

图 1.1　箱线图

Grubbs 检验:Grubbs 异常值检测是一种常用的异常值检测方法,是 3σ 原则的加强版,它通过计算样本中最大值或最小值与平均值的差别来判断是否存在异常值。

将一组数据从小到大依次排列为 $X_1, X_2, \cdots, X_n$，若认为最小值 X_1 或最大值 X_n 可疑时，检验步骤如下：

（1）计算统计量 G_n 和 G_n' 的值：

$$G_n = (X_i - \overline{X})/S \tag{1-10}$$

$$G_n' = (\overline{X} - X_1)/S \tag{1-11}$$

$$S = \sqrt{\frac{\sum\limits_{i=1}^{n}(X_i - \overline{X})^2}{n-1}} \tag{1-12}$$

（2）确定显著性水平 α，在 Grubbs 检验的临界值表（见表 1.2）中查出临界值 $G_{1-\alpha}(n)$。

表 1.2　Grubbs 检验临界值表

n	显著性水平		n	显著性水平	
	0.05	0.01		0.05	0.01
3	1.15	1.15	15	2.41	2.71
4	1.46	1.49	16	2.44	2.75
5	1.67	1.75	17	2.47	2.79
6	1.82	1.94	18	2.50	2.82
7	1.94	2.10	19	2.53	2.85
8	2.03	2.22	20	2.56	2.88
9	2.11	2.32	21	2.58	2.91
10	2.18	2.41	22	2.60	2.94
11	2.23	2.48	23	2.62	2.96
12	2.29	2.55	24	2.64	2.99
13	2.33	2.61	25	2.66	3.01
14	2.37	2.66	...		

（3）异常值判断：

① 上侧判断：当 $G_n > G_{1-\alpha}(n)$ 时，判定 X_i 为异常值，否则未发现 X_i 为异常值；

② 下侧判断：当 $G_n' > G_{1-\alpha}(n)$ 时，判定 X_1 为异常值，否则未发现 X_1 为异常值；

③ 双侧判断：当 $G_n > G_n'$ 且 $G_n > G_{1-\frac{\alpha}{2}}(n)$ 时，判定 X_i 为异常值；当 $G_n' < G_n$ 且 $G_n > G_{1-\frac{\alpha}{2}}(n)$ 时，判定 X_1 为异常值，否则未发现异常值。

Grubbs 异常值检验方法的优点是适用于样本数量较小的情况，且能够有效地检测出异常值。它的缺点是对于数据分布的假设要求较高，对于样本数量较大的情况不太适用。

Dixon 检验法：该方法通过计算最大和次大值的比值来判断数据中是否存在异常值。如果比值超过了一个预定的阈值，则该数据点被认为是异常值。需要注意的是，该方法只适用于小样本量的数据集。检验方法如下：

将 n 次测定的数据从小到大依次排列为 $X_1, X_2, \cdots, X_i, \cdots, X_{n-1}, X_n$，$X_1$ 为最小可疑值，X_n 为最大可疑值，然后按表 1.3 所示的公式计算统计量 r：

表 1.3　Dixon 检验公式表

样本量(n)	检验高端异常值	检验低端异常值
3～7	$r_{10} = \dfrac{X_n - X_{n-1}}{X_n - X_1}$	$r_{10} = \dfrac{X_2 - X_1}{X_n - X_1}$
8～10	$r_{11} = \dfrac{X_n - X_{n-1}}{X_n - X_2}$	$r_{11} = \dfrac{X_2 - X_1}{X_{n-1} - X_1}$
11～13	$r_{21} = \dfrac{X_n - X_{n-2}}{X_n - X_2}$	$r_{21} = \dfrac{X_3 - X_1}{X_{n-1} - X_1}$
14～25	$r_{22} = \dfrac{X_n - X_{n-2}}{X_n - X_3}$	$r_{22} = \dfrac{X_3 - X_1}{X_{n-2} - X_1}$

将统计量 r 的计算值与根据 n 次测定和显著性水平从表 1.4 中查得的临界值比较，如异常值大于临界值，应予舍弃，并重复进行检验，直到不再检出其他异常值为止。

表 1.4　Dixon 检验临界值表

n	显著性水平			n	显著性水平		
	0.10	0.05	0.01		0.10	0.05	0.01
3	0.886	0.941	0.988	15	0.472	0.525	0.616
4	0.679	0.765	0.899	16	0.454	0.507	0.595
5	0.557	0.642	0.780	17	0.438	0.490	0.577
6	0.482	0.560	0.698	18	0.424	0.475	0.561
7	0.434	0.507	0.637	19	0.412	0.462	0.547
8	0.479	0.554	0.683	20	0.401	0.450	0.535
9	0.441	0.512	0.635	21	0.391	0.440	0.524
10	0.409	0.477	0.597	22	0.382	0.430	0.514
11	0.517	0.576	0.679	23	0.374	0.421	0.505
12	0.490	0.546	0.642	24	0.367	0.413	0.497
13	0.467	0.521	0.615	25	0.360	0.406	0.489
14	0.492	0.546	0.641	……			

1.2　数据清洗

数据清洗是指对数据进行预处理，将数据集中存在的错误、缺失、不一致、重复、异常等问题进行修正和删除，使得数据集更加干净、准确，方便后续的数据分析和建模。在数据分析和挖掘中,数据清洗是非常重要的一步,因为不干净的数据会严重影响模型的准确性和可靠性。在医学诊疗数据中,缺失值和异常值的处理方法非常重要。缺失值可能会导致数据分析结果不准确,而异常值可能会干扰数据的分析和建模。

1.2.1　缺失值处理

对于数据缺失值的处理方法,一般有以下几种:

删除缺失值。当数据集中的缺失值数量很少时,我们可以考虑删除包含缺失值的行或列。删除缺失值的好处是可以最大限度地保留原始数据的完整性,同时避免使用可能不准确的缺失值填充方法。需要注意的是,删除缺失值可能会导致数据集的偏差,尤其是当删除的行或列数量较多时。另外,如果删除的行或列含有重要信息,可能会影响后续的分析结果。因此,在删除缺失值之前,我们需要对数据集进行仔细的分析和评估,以确定删除缺失值的合理性和必要性。同时,需要在删除之前备份原始数据,以便在需要时可以恢复数据集。具体来说,可以使用 Pandas 库中的 dropna 函数来删除数据集中的缺失值。

均值填补法(Mean/Mode Completer)。均值填补法是一种常用的缺失值处理方法,它的基本思路是用缺失数据所在列的均值来代替缺失数据。该方法的优点是简单易行,可以保留样本的总体均值。其缺点是可能会引入偏差,特别是在样本缺失比例较大的情况下。

热卡填补法(Hot Deck Imputation)。热卡填补法处理缺失值是一种基于相似性的方法,该方法将缺失值替换为与缺失值最相似的观察值。这种方法的优点是可以保持数据的分布和结构,但也存在一些缺点,例如需要计算相似性,并且可能会受到样本数量的限制。因此,在使用热卡填补法之前需要仔细考虑数据的特点和限制。

k 最近距离邻法(k-Nearest Neighbor,KNN)。k 最近距离邻法是一种基于相似性的数据插补方法,它通过计算距离来确定缺失值的最佳估计值。具体来说,对于每个缺失值,KNN 会考虑其周围最近的 k 个邻居,并基于这些邻居的值来估计缺失值。k 的取值通常为 $3,5,7$ 等奇数,以确保在计算距离时不会出现平局的情况。在使用 KNN 处理缺失值时,需要计算样本之间的距离。距离的计算方法根据数据类型的不同而有所区别。在处理数值型数据时,通常使用欧几里得距离或曼哈顿距离;在处理分类型数据时,可以使用汉明距离或杰卡德相似系数等方法。值得注意的是,该方法需要指定 k 的值。k 值的选择通常需要根据具体的数据集和任务来确定。一般来说,较小的 k 值可以更好地保留局部结构信息,而较大的 k 值可以更好地反映全局结构信息。

KNN 是一种简单而有效的缺失值处理方法,它可以在保留数据结构特征的同时填补缺失值,为数据分析和建模提供了重要的支持。但是,KNN 方法对于数据的分布和缺失值的位置非常敏感,因此在使用该方法处理缺失值时需要谨慎选择。此外,该方法在处理大量缺失值时可能会出现计算量巨大的问题,因此需要注意计算效率。

回归(Regression)。建立回归模型是一种处理缺失值的有效方法。在建立回归模型时,我们可以将缺失值所在的行或列作为目标变量,将其他变量作为预测变量,通过模型拟合来预测缺失值。具体步骤如下:

(1)选择合适的预测变量。在选择预测变量时,需要考虑与缺失值所在的变量之间的相关性。相关性越高的变量,对预测缺失值的准确性越有帮助。

(2)建立回归模型。可以选择多元线性回归模型或其他回归模型来建立预测模型。在建立模型时,需要注意模型的可靠性和精度。如果模型过于简单,预测精度可能不够高;如果模型过于复杂,可能会出现过拟合的情况。

(3)验证模型的准确性。可以使用交叉验证等方法来验证模型的准确性。如果模型的预测误差较小,说明模型的精度较高,可以使用该模型来预测缺失值。

需要注意的是,建立回归模型需要足够的数据量和可靠的预测变量。如果数据量较小或预测变量不够可靠,可能会导致模型的不稳定和预测精度的下降。因此,在选择处理缺失值的方法时,需要根据数据集的特点和研究目的进行综合考虑。

极大似然估计(Max Likelihood,ML)。极大似然估计法是一种广泛应用于统计学中的参数估计方法,在处理缺失值时,具体步骤是使用已知数据的概率分布来估计缺失值的概率分布,并用极大似然估计法来找到最合适的参数值。在缺失数据的概率分布类型不确定的情况下,可以通过比较不同概率分布的似然函数值来确定最合适的概率分布类型。

EM算法是一种常用于含有缺失值数据的统计推断方法。它利用迭代的方法,通过不断估计缺失数据的概率分布来逐步逼近真实值。其基本思想是在缺失数据的条件下,利用现有数据来估计模型参数,处理流程如下:

(1)初始化参数:确定模型的参数,包括隐变量和可观测变量。

(2)E步骤:给定当前参数,计算每个缺失值的可能取值及其概率。这个步骤主要是通过对给定数据的概率密度函数进行计算,来估计缺失数据的概率分布。

(3)M步骤:最大化E步骤中计算出的可能性,更新参数。这个步骤主要是通过最大化似然函数来更新模型参数。

(4)重复执行E步骤和M步骤,直到收敛或达到最大迭代次数。这个步骤主要是通过反复迭代来优化模型参数,直到算法收敛为止。

EM算法可以处理多种类型的缺失值,如单个变量缺失、多个变量缺失、连续变量缺失等。它已经被广泛应用于数据挖掘、图像处理、文本分析等领域。最后,值得注意的是,EM算法对于初始参数的设定十分敏感,不同的初始参数可能会导致不同的结果。因此,在实际应用中,需要对初始参数进行多次随机初始化,并选择最优的结果作为最终结果。

多重插补(Multiple Imputation,MI)。多重插补法是一种处理缺失值的方法,它的基本思想是利用已有的数据来预测缺失的数据。它的流程大致如下:首先,对于每个包含缺失值的变量,将其看成一种被观测的变量,其他没有缺失的变量则被看成预测变量。然后,利用已有的数据建立一个回归模型,通过预测变量来预测缺失值。最后,重复多次,每次通过随机抽样来生成多个数据集,然后对每个数据集进行插补,得到多个插补数据集,最后将多个插补数据集的结果合并起来,得到最终的多重插补结果。常用的多重插补方法有趋势得分(Propensity Score,PS)法和马尔科夫链蒙特卡罗(Markov Chain Monte Carlo,MCMC)法。

处理连续型变量缺失值的 PS 法步骤如下:

(1) 将所有变量按照有无缺失值进行分组。

(2) 对于没有缺失值的变量,用回归模型预测缺失值。

(3) 对于有缺失值的变量,使用 PS 方法计算倾向得分,即对每个缺失值观测 i,根据其他变量预测 i 有无缺失值的概率,即 $PS_i = Pr(Missing_i = 0 | X_i)$。其中 $Missing_i$ 表示观测 i 是否缺失;X_i 为协变量向量。

(4) 将预测得到的缺失值和倾向得分代入原模型中进行分析,重复上述过程,直到所有变量都没有缺失值为止,最终得到的数据即为 PS 法处理缺失值后的完整数据集。

MCMC 方法是一种基于马尔科夫链的抽样方法,主要用于处理贝叶斯统计中的后验分布,在后验分布无法求解的情况下,MCMC 方法可以通过在后验分布上进行抽样来获取样本,进而进行统计推断。该方法的核心思想是通过马尔科夫链的状态转移来实现从后验分布中抽样,每次迭代时,根据当前状态和转移概率,从当前状态转移到下一个状态,经过一定数量的迭代后,状态序列就可以被看作是从后验分布中抽取的样本。

MCMC 方法处理缺失值的详细步骤如下:

(1) 为缺失值构建模型,包括缺失值的概率分布和条件分布。

(2) 使用 MCMC 链蒙特卡罗方法生成缺失值的概率分布。

(3) 对于每个缺失值,使用条件分布采样生成一个样本。

(4) 对于所有的缺失值,重复步骤(2)和(3),直到收敛。

其中,缺失值的概率密度函数为

$$p(miss_i \mid observed) = \frac{p(observed \mid miss) p(miss_i)}{p(observed)} \tag{1-13}$$

需要注意的是,MCMC 方法可以通过多次迭代产生缺失值的多个可能值,从而估计缺失值的概率分布。这种方法可以解决数据缺失带来的偏差和不确定性问题。但是,在实践中,

MCMC 方法需要大量的计算和存储资源,这可能会导致计算成本和时间成本的增加。

多重插补方法是一种常用的数据处理方法,它可以在数据中存在缺失值的情况下,通过建立模型预测未知值并进行填充。相比于单纯删除缺失值等其他方法,多重插补方法能够最大限度地保留数据的完整性和可用性。然而,多重插补方法需要建立复杂的模型,计算量较大,而且对数据分布的假设比较严格,可能会对结果产生一定的偏差。因此,多重插补方法适用于数据缺失比较少或者缺失的模式具有一定的规律性的情况,对于数据缺失比较多或者缺失的模式属于随机缺失的情况,使用多重插补方法可能会影响结果的准确性。

数据补齐处理的方法缺点取决于所使用的方法。使用均值或中位数来填充缺失值可能导致数据集的失真;使用回归或插值来填充缺失值可能会导致过拟合或噪声增加。因此,在许多情况下,最好的方法是尝试避免缺失值或使用更先进的技术,如矩阵分解或神经网络来填充缺失值。

1.2.2 异常值处理

异常值是指数据集中与其他值相比明显不同或者特别突出的值。异常值可以由测量误差、实验误差或数据录入错误引起。在处理异常值时,我们需要先确定这些值是否是真正的异常值,如果是,我们需要找到原因并进行相应的处理。如果不是,我们需要检查数据集并确认数据是否正确。

处理异常值的方法有很多种,包括删除异常值、替换异常值、对异常值进行变换等。选择合适的方法取决于数据的分布、异常值的数量和类型以及所使用的算法等因素。常用的异常值处理方法有以下三种:

(1)删除含有异常值的记录。将异常值从数据集中删除。这种方法适用于异常值数量较少且对整体数据影响较小的情况。但是,如果异常值数量较多,删除异常值可能会导致数据集丢失过多信息,影响数据分析的结果。

(2)替换异常值。将异常值替换为数据集中的其他值。需要注意的是,应该选择合理的替换方法,以确保替换后的数据集仍然保持原有的分布特征。

(3)保留异常值。将异常值保留在数据集中。如果异常值是真实存在的,且对研究问题有重要意义,那么保留异常值是合理的。但是,在使用此方法时,需要注意异常值的数量和对数据分析结果的影响。

选择合适的异常值处理方法不仅需要考虑异常值的来源以及处理后数据集的适用性,还取决于数据的分布、异常值的数量和类型以及所使用的算法等因素。

1.3 特征工程

特征工程是机器学习中非常重要的一环,因为数据的质量和特征的选择对于模型的准确性有着很大的影响。特征工程就是指将原始诊疗数据集转换为可用于训练机器学习模型的特征集。根据诊疗数据的特点,提取与目标变量相关的特征,这些特征往往不可用于训练模型,例如,对于医疗影像数据,可以提取图像的颜色、纹理、形状等特征;对于病历数据,可以提取患者的年龄、性别、病史、检查结果等特征。更好的特征意味着更强的灵活度,也意味着只需要简单的模型就能有更好的结果。

特征工程需要根据不同的数据集和模型进行不同的处理。因此,在进行特征工程时,需要对数据集和模型有深入的了解,以便于选择最优的特征处理方法。

经过特征工程的一般步骤,可以将原始的诊疗数据转换成适合机器学习算法使用的特征,从而实现对患者的疾病预测、诊断、治疗等研究目标。本节主要介绍特征工程中两大经典问题——特征变换和特征选择。特征变换就是将所有特征经过某种变换,提取隐含信息;特征选择就是选择某些特征,抛弃另一些特征。

1.3.1 特征变换

特征变换就是指将原始诊疗数据映射到新的特征空间中,有利于在该空间中进行数据分析或机器学习任务。通过特征变换,可以将原始数据转换为更加有意义和可解释的特征,更好地描述数据的属性和特征,这有助于提高机器学习算法的性能和泛化能力,从而更好地应对实际应用场景中的数据。例如,通过对病人的病史、症状、体征等信息进行特征变换,可以更好地描述病人的病情和治疗方案,提高医生的诊断和治疗效果。

线性变换是比较常用的特征变换方式,但有时会出现特征和目标没有线性关系的情况,线性模型便不能很好地处理实际应用场景中的问题,因此我们需要将特征空间进行变换。比如图 1.2 所表示的分类问题,就是通过映射关系将二次式转换为一次式。通过大圆圈将圆和叉很好地分隔开来的过程,它称为非线性变换。

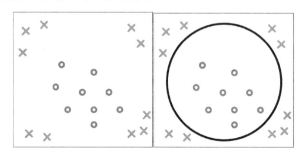

图 1.2 特征变换

诊疗数据特征用来描述数据的属性或特点,通常包括以下几个方面:

(1) 数值型特征,即表示数值的特征,例如患者身高、体重等。

(2) 分类型特征,即表示类别的特征,例如患者性别、疾病类型、疾病严重程度等。

(3) 顺序型特征,即有序的类别型特征,例如患者反应、病情变化等。

(4) 时间型特征,即表示时间的特征,例如就诊时间、治疗时间、出院时间等。

(5) 影像型特征,即从图片中提取的特征,例如影像学检查、病理检查等。

不同的数据类型其处理方式各有不同。以下为特征变换的几种主要方法:

(1) 主成分分析

主成分分析(PCA)是研究如何通过少数主成分揭示多个变量间的内部结构,考察多个变量间相关性的一种多元统计方法,常用于将高维度数据转换为低维度数据,同时保留数据的主要信息。主成分分析的基本思想是将原始数据投影到一个新的坐标系中,使得在新的坐标系下,数据点的方差最大化。

需要注意的是,主成分分析并不适用于所有的情况,例如当数据中存在非线性关系时,主成分分析的性能可能会受到影响。此外,主成分分析的结果也需要根据实际情况进行解释和分析,以免出现错误结论。

主成分分析的一般步骤如表 1.5 所示。

表 1.5　主成分分析的一般步骤

(1) 根据研究问题选取初始分析变量。
(2) 根据初始变量的特性判断由协方差矩阵求主成分还是由相关矩阵求主成分。
(3) 求协方差矩阵或相关矩阵的特征值与相应标准特征向量。
(4) 判断是否存在明显的多重共线性,若存在,则回到第 1 步。
(5) 得到主成分的表达式并确定主成分个数,选取主成分。
(6) 结合主成分对研究问题进行分析并深入研究。

主成分分析的应用非常广泛,在诊疗数据预处理中,主成分分析可以用来处理大量的医疗数据,包括患者的生理指标、病历记录、影像数据等,从而提取出最具代表性的特征,为医生提供更准确的诊断和治疗方案。

(2) 线性判别分析

线性判别分析(LDA)与主成分分析不同,是一种常用的有监督学习的线性降维分类方法。一般来说,诊疗数据包括多个特征,如病人的年龄、性别、病史、检查结果等。LDA 可以将这些特征组合成一个新的特征向量,该向量可以更好地区分不同类别的病人。具体来说,LDA 将原始特征转化为一组线性组合,使得同一类别的病人的特征值尽可能接近,不同类别的病人的特征值尽可能远离。这样,就可以用新的特征向量来代替原始特征,从而提高分类的准确率。

常见的一个 LDA 多类别优化目标函数定义为

$$\underset{W}{\arg\ \max}J(W)=\frac{\prod\limits_{diag}W^\mathrm{T}S_bW}{\prod\limits_{diag}W^\mathrm{T}S_wW} \tag{1-14}$$

其中,$\prod\limits_{diag}$ 为主对角线元素的乘积;W 为一个 d 阶矩阵,即 $W=\{w_i\}_{i=1}^d$。S_w,S_b 分别为类内类间散度矩阵。线性判别分析保留了原始数据集的类别信息,投影矩阵 W 是通过类内与类间矩阵乘积最大的 d 个特征值和对应的特征向量得到的,因此维度 d 便为类别信息。

$J(W)$ 的优化过程转化为

$$J(W)=\frac{\prod\limits_{i=1}^d w_i^\mathrm{T}S_bw_i}{\prod\limits_{i=1}^d w_i^\mathrm{T}S_ww_i}=\prod_{i=1}^d\frac{w_i^\mathrm{T}S_bw_i}{w_i^\mathrm{T}S_ww_i} \tag{1-15}$$

LDA 算法的输入输出如表 1.6 所示。

表 1.6　LDA 算法的输入输出

输入:数据集 $D=\{(x_1,y_1),(x_2,y_2),\cdots,(x_m,y_m)\}$,其中任意样本 x_i 为 n 维向量,$y_i\in\{C_1,C_2,\cdots,C_k\}$,降维后的维度 d。
输出:降维后的样本集 D' (1) 计算类内散度矩阵 S_w。 (2) 计算类间散度矩阵 S_b。 (3) 计算矩阵 $S_w^{-1}S_b$。 (4) 计算 $S_w^{-1}S_b$ 的最大的 d 个特征值和对应的 d 个特征向量 $(w_1,w_2,\cdots,w_d)$,得到投影矩阵 W。 (5) 对样本集中的每一个样本特征 x_i,转化为新的样本 $z_i=W^\mathrm{T}x_i$。 (6) 得到输出样本集 $D'=\{(z_1,y_1),(z_2,y_2),\cdots,(z_m,y_m)\}$。

在诊疗数据预处理中,LDA 还可以用于分类。通过将病人的特征向量投影到 LDA 中学习到的最佳分类超平面上,可以将病人分为不同的类别。这样,医生可以根据病人的特征向量来预测其可能的疾病类型,从而更好地制订治疗方案。

(3) 傅里叶变换

傅里叶变换的基本思想就是将函数分解成频率不同的正弦和余弦函数,分别计算它们在信号中的幅值和相位,然后再将它们合并起来,得到原始信号的频谱。这个频谱描述了信号中不同频率分量的强度和相位信息。

傅里叶变换其实是傅里叶级数的推广,公式为

$$f(x) = \sum_{n=-\infty}^{\infty} F_n e^{inx} \qquad (1\text{-}16)$$

其中,F_n 为复幅度,相对实数值函数,傅里叶变换可以变成以下表示方法:

$$f(x) = a_0 + \sum_{n=1}^{\infty} \left[a_n \cos(nx) + b_n \sin(nx) \right] \qquad (1\text{-}17)$$

其中,a_n 和 b_n 是实频率分量的频度。

傅里叶变换的应用非常广泛,在诊疗数据预处理中,心电图和脑电图等生理信号的处理可以通过傅里叶变换将时间域信号转换为频域信号,从而可以对信号进行滤波、降噪、去除干扰等处理。在医学影像分析、病灶检测等方面,傅里叶变换可以将空间域图像转换为频域图像,从而可以对图像进行滤波、增强、特征提取等处理。在心率识别、语音识别、图像识别等方面,傅里叶变换可以提取信号的频域特征,从而可以对信号进行识别、分类、鉴别等处理。

虽然傅里叶变换在医学领域有广泛应用,但是它也存在着一些限制。例如,傅里叶变换假设信号是周期性的,并且在无穷远处趋于零,因此,如果信号不满足这些条件,那么傅里叶变换可能会产生错误的结果。

总之,傅里叶变换是一种非常有用的数学工具,为医学研究和临床诊断提供了有力的工具和方法。虽然它存在一些限制,但是通过使用适当的变体和技巧,这些限制可以被克服,使得傅里叶变换在实际应用中更加高效和准确。

1.3.2 特征选择

特征选择也称特征子集选择或属性选择(Attribute Selection)。特征选择是指从原始数据中选择与目标变量相关性高的特征,以便用于建立预测模型或分类模型。在诊疗数据预处理中,特征选择是非常重要的一步,因为它可以减少模型的复杂性,提高模型的准确性和可解释性。常见的特征选择包括统计学指标、正则化方法等。特征选择过程一般包括子集生成、子集评价、停止准则、结果验证四个部分,如图 1.3 所示,对于一个学习算法来说,优质的训练样本是训练模型的关键。

在对诊疗数据进行分析和应用的过程中,数据特征往往众多,特征与特征之间经常存在相关性,各个特征之间错综复杂,若未进行诊疗数据预处理或处理不正确将导致以下后果:

(1) 特征之间相互依赖,特征个数众多,模型训练所需时间也会越长。

(2) 特征之间错综复杂,对特征处理不正确,模型会异常复杂,泛化能力与稳定性会下降。

一般情况下,诊疗特征是相关的,例如病人的基本信息中既往病史、家族史、过敏史、手术

史与诊断结果和治疗方法呈现强相关性。因此在诊疗数据分析之前,进行特征预处理,将大大简化模型,训练的难度降低,模型的性能会大大提升,从而减轻维数灾难。

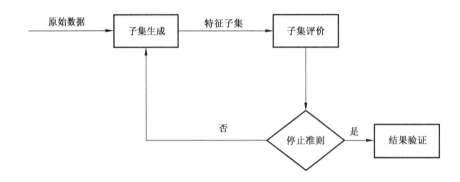

图 1.3　特征选择过程

使用特征选择的一个关键前提是通过数据集提取到的特征包括冗余特征或无关特征。冗余特征是指多个特征之间存在强相关性,通过其中某个特征就能将其余多个特征推断出来。无关特征是指与预测目标没有相关性的特征,可有可无。通过特征选择去除这些特征并不会对训练模型造成影响,对这类数据进行特征选择往往效果明显。特征选择的过程可以通过多种方法实现,其中,一种常见的方法是使用统计学指标,如方差分析、卡方检验和互信息等,来评估每个特征与输出变量之间的相关性。基于这些统计学指标,可以选择最相关的特征,并将其用于模型构建。

特征选择的一般步骤如图 1.4 所示。

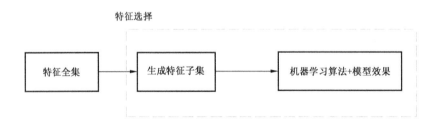

图 1.4　特征选择的一般步骤

常见的特征选择方法主要包括以下几类:

(1) 嵌入式

嵌入式特征选择是在模型训练的同时进行特征选择。相比于传统的特征选择方法,嵌入式特征选择可以在不影响模型性能的情况下选择最优特征,提高模型的泛化能力。嵌入式特征选择的大致思路就是在训练模型的过程中直接嵌入特征选择步骤。在模型训练过程中,特征的权重会根据其对模型的贡献进行自动调整和优化。这样的特征选择方法可以避免传统特征选择中所存在的问题,如过拟合和欠拟合等。

在药物研发过程中,需要对大量的化合物进行筛选,以寻找可能的药物候选物。通过嵌入式特征选择,可以选择最优的化合物特征,提高药物筛选的效率和准确性。

本节通过两种常用的方法介绍嵌入式特征选择:

1) 基于惩罚项的特征选择方法

基于惩罚项的特征选择方法是通过在模型中加入惩罚项来惩罚那些不重要的特征。

$$\min_{\beta \in p} \left\{ \frac{1}{N} \| y - X\boldsymbol{\beta} \|_2^2 + \lambda \| \boldsymbol{\beta} \|_1 \right\} \tag{1-18}$$

常用的方法有 L1 正则化和 L2 正则化。L1 正则化可以将一些特征的系数变为 0,从而实现特征选择;L2 正则化可以通过缩小特征系数来达到类似的效果。这些方法都可以在不降低模型准确性的情况下,去除掉那些不必要的特征。

基于惩罚项的特征选择除了对冗余和无关特征进行选择外,还能够对高维数据进行降维,避免"维度灾难"。

总之,在特征选择中,基于惩罚项的方法是一种常用的方法。它能够帮助我们提高模型的准确性和泛化能力,同时也能够减少特征的维度,降低模型的复杂度。在实际医疗应用中,我们需要根据具体情况选择合适的方法来进行特征选择。

2) 基于决策树模型的特征选择

决策树模型可以用于分类和回归任务,使用决策树算法可以对患者的心率、血压、体重等数据进行分类,再通过嵌入式特征选择,选择最优的特征子集,提高健康管理的效果。在构建树模型时,我们可以利用特征的重要性来选择最优特征,以提高模型的准确性,在决策树中,深度较浅的节点一般对应的特征分类能力更强,也就是说,可以将更多的样本区分开。

常见的基于树模型的特征选择方法包括:①信息增益(Information Gain),这种方法是利用信息熵的变化量来评估特征的重要性,选择信息增益最大的特征作为节点的分裂特征。②基尼系数(Gini Index),这种方法利用基尼系数的变化量来评估特征的重要性,选择基尼系数最小的特征作为节点的分裂特征。③均方误差(Mean Squared Error),主要是利用均方误差的变化量来评估特征的重要性,选择均方误差最小的特征作为节点的分裂特征。

基于树模型的特征选择方法可以简化模型,提高模型的可解释性和泛化能力,适用于高维数据和大规模数据集。在实际应用中,我们可以通过交叉验证等方法来评估特征选择的效果,并选择最优的特征组合。

(2) 过滤式

通过对患者的病历、症状、生理指标等特征进行过滤式特征选择,可以筛选出对于某种疾病诊断最有帮助的特征,从而辅助医生进行诊断。该方法首先计算每个特征与目标变量之间的相关性,然后根据相关性得分对特征进行排序,最后选择得分最高的一些特征作为最终的特征子集。

以下为几种常用的过滤式特征选择方法:

1) 覆盖式特征选择

覆盖式特征选择通过计算每个特征在分类目标中的覆盖率,而覆盖率越高的特征与分类目标的相关性越大,被选为选择标准的概率也越大。例如,样本容量为 9000 个,某个特征只出现几次,那此特征存在的偶然性大,若被覆盖掉对模型的性能影响不大,就可以起到降维的作用。

2) 方差选择法

方差选择法通过计算每个特征的方差来评估其重要性。具体而言,就是要选择具有最高方差的特征,因为这些特征在数据中具有更大的变化。例如,在癌症诊断中,可以使用方差选择法筛选出对癌症类型预测最有影响力的因素,如年龄、家族史、生活习惯等,从而提高模型的准确性和鲁棒性。此外,方差选择法还可应用于药物研究中的特征选择,以确定哪些基因或蛋白质与药物反应相关。

该方法适用于具有数值特征的数据集,而不是分类特征。需要注意,在使用该方法时,不同特征的单位和范围可能不同,因此需要对数据进行标准化或缩放,以确保每个特征的方差可比较。

3) Pearson(皮尔森)相关系数

皮尔森相关系数是一种用来衡量两个变量之间线性相关程度的统计量。它的取值范围在 −1 到 1 之间,越接近 1 表示两个变量正相关程度越高,越接近 −1 表示两个变量负相关程度越高,而 0 则表示两个变量之间没有线性关系。

计算方法为两个变量之间的协方差和标准差的商:

$$\rho_{X,Y} = \frac{\text{cov}(X,Y)}{\sigma_X \sigma_Y} = \frac{E\left[(X - \mu_X)(Y - \mu_Y)\right]}{\sigma_X \sigma_Y} \tag{1-19}$$

样本上的相关系数为

$$r = \frac{\sum_{i=1}^{n}(X_i - \overline{X})(Y_i - \overline{Y})}{\sqrt{\sum_{i=1}^{n}(X_i - \overline{X})^2}\sqrt{\sum_{i=1}^{n}(Y_i - \overline{Y})^2}} \tag{1-20}$$

皮尔森相关系数常用于统计学和数据分析中,可以帮助我们了解不同变量之间的关系,并且可以作为建立预测模型的基础。例如,在流行病学中,皮尔森相关系数可用于研究某种疾病与一些潜在风险因素之间的关系,例如吸烟、饮酒等。此外,皮尔森相关系数还可用于评估某种治疗方法的效果,例如治疗前后某些生物标志物的变化情况。总之,皮尔森相关系数提供了一种简单而有效的统计方法,可用于探索医疗实践中不同变量之间的关系,并为临床决策提供依据。

4)卡方检验

卡方检验用于比较两个分类变量之间的关系是否显著。它基于样本数据与期望值的差异来计算卡方值,进而判断两个变量之间是否存在相关性。卡方检验的公式为

$$\chi^2 = \sum \frac{(A-E)^2}{E} \tag{1-21}$$

卡方检验实现过程的一般步骤如表 1.7 所示。

表 1.7 卡方检验实现过程的一般步骤

(1) 建立假设:首先要明确研究的两个变量以及假设,例如"变量 A 与变量 B 之间不存在关联性",这就是零假设,也称为 H_0。
(2) 计算期望值:根据样本数据计算期望值,期望值是指如果 A 和 B 之间没有关联性,那么在样本中 A 和 B 的分布情况应该是怎样的。
(3) 计算卡方值:将实际值与期望值进行比较,计算卡方值。卡方值越大,说明实际值与期望值之间的偏差越大,两个变量之间的关系也就越显著。
(4) 判断显著性:将计算得到的卡方值与临界值进行比较,如果卡方值大于临界值,就可以拒绝零假设,认为 A 和 B 之间存在关联性。

5)Fisher 得分

Fisher 得分是一种统计量,用于比较两个样本的均值差异。它基于两个样本的方差和样本大小,计算出一个得分,用于推断两个样本是否来自同一总体。公式如下:

$$S_i = \frac{\sum\limits_{j=1}^{K} n_j (\mu_{ij} - \mu_i)^2}{\sum\limits_{j=1}^{K} n_j \rho_{ij}^2} \tag{1-22}$$

其中,μ_{ij} 和 ρ_{ij} 分别是特征变量 i 在目标 j 中的均值和方差。不同的特征在同一类别中差距小,而在不同的类别中差距大,这个特征越关键,Fisher 得分越大。

过滤式特征选择的优点为计算简单快速,适用于大规模的数据集,并且可以快速排除无关特征,提高建模效率。缺点为对于非线性关系的特征,可能无法捕捉到其与目标变量之间的关系。

(3)包裹式

包裹式特征选择是一种基于特征子集的评估策略,它通过构建模型来评估不同特征子集

的性能,从而选择最佳的特征子集。相比于过滤式特征选择,包裹式特征选择可以更准确地选择特征子集,会造成模型的多次训练,因此消耗的计算资源和时间相对较多。包裹式特征选择可以用于选择最佳的影像特征子集,从而提高疾病诊断的准确性和效率。例如,可以使用包裹式特征选择来选择最佳的磁共振成像(MRI)图像特征子集,以帮助医生诊断癌症。

1)特征子集搜索和评估指标相结合的方法

特征子集搜索和评估指标相结合的方法是一种新的包裹式特征选择方法,该方法结合了评估指标来提高特征选择的效率和准确性。传统的特征选择方法往往只关注搜索算法,而忽略了选择的特征子集是否能够满足评估指标的要求。该方法首先根据评估指标对特征子集进行筛选,然后再使用搜索算法进一步优化。例如,医生可以使用特征子集搜索算法来确定哪些生命体征是最重要的,以便更好地监测患者的健康状况。评估指标可以是监测准确性、响应时间等。

2)递归特征消除法

递归特征消除法,简称 RFE,是通过递归的方式,反复训练模型并排除对模型影响较小的特征,从而得到最终的特征集合。该算法通过反复训练模型并排除不重要的特征来实现特征选择。例如 CT、MRI 等医学图像,这些图像通常具有大量的特征,但并非所有特征都对疾病诊断和治疗具有重要意义,使用 RFE 可以帮助筛选出最具代表性的特征,提高图像分类和分割的准确率。

表 1.8 为 RFE 的具体思路:

表 1.8　RFE 的一般步骤

(1) 选择一个初始的预测模型,并在所有特征上进行训练。
(2) 根据特征的重要性,移除最不重要的特征。
(3) 使用剩余的特征再次训练模型并计算特征的重要性。
(4) 不断重复步骤(2)和(3),直到保留的特征数量满足要求(比如设定的固定数量或达到一定的性能指标)为止。

1.4　讨论与总结

数据校验、数据清洗与特征工程是医学诊疗数据分析的重要步骤,它们的目的是提高数据质量、减少误差和噪声、提取有用的特征,从而为后续的建模和分析提供更好的数据基础。

在医学诊疗数据中,由于数据来源的多样性和数据质量的不确定性,数据预处理变得尤为重要。诊疗数据可能包含不完整、错误或无效的数据,这些数据需要被识别、删除或填充。例如,可以使用插值方法填充缺失值或使用异常值检测算法来识别和删除不明显的异常值。

特征工程的两大难题为特征变换和特征选择,它们的主要目的是提取与疾病诊断、治疗和愈后相关的特征,例如生理指标、检查结果、药物使用等。特征变换可以使诊疗数据变得更有价值,将数据独立出来,提高模型的性能,特征选择在医疗领域的应用很广泛,但是在使用时需要准确了解自己任务的目标,并辨认适合自己模型的方法。另外,选择合适的特征选择方法也要注意模型的稳定性,稳定性差的模型往往得到错误的结论。

总之,诊疗数据预处理需要根据医疗任务的具体需求和数据情况进行灵活处理,以获得最佳的分析结果。

1.5 练习与拓展

1. 数据校验有哪几种类型?

2. 简要描述数据缺失的三种机制。

3. 请简述不同的缺失值处理方法的异同。

4. 请简述特征工程的意义。

5. 简要描述过滤式特征选择算法的大致思路。

6. 请简述特征选择的基本思想。

7. 除了本书中提到的医学领域,请思考特征工程与医学领域的联系,并举例说明。

第2章 关联规则挖掘及医学应用

世间万物普遍存在着联系,有些联系是我们知道的,比如说有些疾病有遗传问题、肺癌与吸烟习惯有关联等,但更多的是我们现在还未知并需要我们去探索的。

关联规则可以帮助我们挖掘数据之间存在的未知且意想不到的联系。例如,药品与疗效之间的联系:某医药公司研究了一种治疗心脏病的药物,通过临床数据检验发现该药物对治疗心脏病的效果并不明显,但通过关联规则挖掘后发现该药物对性功能治疗效果显著,有大量数据表明服用此药物的患者性功能改善,因此,此药物最后用于治疗性功能障碍。

本章将先后介绍关联规则的基本概念、关联规则的经典算法——Apriori 算法及其实现等有关内容,最后再探讨一下关联规则挖掘在医学方面的应用。

2.1 关联规则挖掘概论

关联规则挖掘是一种无监督的机器学习算法,可以在数据库中发现感兴趣的关系。该算法是基于规则的,旨在通过一些度量指标分辨数据库中存在的强关联规则,通常用于知识发现和数据挖掘。

2.1.1 关联规则挖掘的起源

关联规则最早是在 1993 年由印度人 Agrawal 等提出的一个能够客观反映大量数据中各项集之间关联或者相关关系的重要研究课题,旨在从大型事务数据库中挖掘出不同项目之间的关联关系,发现潜在的行为模式。现代社会数据行业的发展突飞猛进,因此,我们所面对的数据量越来越庞大,人们对于发现其中潜在的关联规则也越来越感兴趣。关联规则最初是针对购物篮分析问题提出的。超市的管理人员为了探究顾客的购物行为,通过关联规则挖掘来发现顾客在购买某种商品的同时还会购买哪些商品,从而发现不同商品之间存在的潜在关联。通过分析这些关联,零售商可以更加深入地了解哪些商品会经常被顾客同时购买,并以此为基础制定更加有效的营销策略。

在我们开始讨论关联规则挖掘的细节之前,先来分享一个有趣的故事。在美国的沃尔玛超市,管理人员在进行销售数据分析时发现了一个让人难以理解的现象:啤酒和尿布这两件看上去毫无关联的商品反而会在某些特定的情况下同时出现在一个购物篮当中。这一有趣的销售现象很快就引起了管理人员的注意,经过分析,他们发现这是因为美国的妻子们经常会要求其丈夫下班后去超市给孩子买尿布,而丈夫们在购买尿布后就会随手带回他们喜欢的啤酒。

从这个例子可以看出,利用关联规则挖掘可以找出一些隐含的规律,这种方法在医学中同样存在广泛的应用。下面详细介绍关联规则的一些相关概念。

2.1.2　基本概念

假设 $I = \{i_1, i_2, \cdots, i_n\}$ 是所有项的集合,其中 $i_k (k = 1, 2, \cdots, m)$ 为项,如表 2.1 中的病人症状"咳嗽""乏力"等。

表 2.1　病人就诊数据

病人序号	病人症状
1	咳嗽,乏力,头痛
2	乏力,头痛,鼻塞
3	咳嗽,头痛
4	咳嗽,乏力,头痛,鼻塞
5	乏力,鼻塞

项的集合称为项集,如果 X 中包含 k 个项,则称其为 k-项集。例如,表 2.1 中的{咳嗽,乏力,头痛}就是一个 3-项集。不包含任何项的项集称为空集。

给定一个事务数据库 $D = \{t_1, t_2, \cdots, t_n\}$,其中数据库 D 中的事务 t(Transaction)为集合 I 的非空子集,且每个事务对应一个唯一的标识符 TID(Transaction ID)。

关联规则是形如 $X \Rightarrow Y$ 的蕴涵式,其中 $X, Y \subseteq I$,且 $X \cap Y = \varnothing$,每条规则由两个不同的项集 X 和 Y 组成,分别为关联规则的先导(Left-hand-side,LHS)和后继(Right-hand-side,RHS)。

关联规则挖掘主要包括两个过程:一是从事务数据库中找出所有频繁项集;二是基于这些频繁项集产生关联规则。

2.1.3　关联规则的度量指标

规则 $X \Rightarrow Y$ 的成立,应符合一定的度量指标,这些度量指标分别为支持度、置信度以及提升度。下面通过一个简单的例子来进行介绍。

支持度(Support):支持度是指事务数据集 D 中包含项集 X 和 Y 的事务数与所有事务数之比,表示关联规则出现的概率是多少,是对关联规则重要性的衡量,记为 $support(X \Rightarrow Y)$。

支持度的计算公式为

$$support(X \Rightarrow Y) = P(X \bigcup Y) \tag{2-1}$$

例如,项集{咳嗽,乏力,头痛}在数据库中共出现 2 次,而整个数据库一共有 5 笔事务,因此它的支持度为 $2 \div 5 = 40\%$。

在实际使用中,我们会设置一个最小支持度 sup_{min},用于表示关联规则必须满足的最低重要性。对于大于或等于最小支持度的项集,称为频繁项集。满足最小支持度的 k-项集称为频繁 k-项集,记作 $L[k]$。

置信度(Confidence):置信度是指事务数据库 D 中包含项集 X 和 Y 的事务数与包含项集 X 的事务数之比,即条件概率 $P(Y \mid X)$,表示在出现了 X 的前提下出现 Y 的概率,衡量了关联规则的准确度,反映了在关联规则先决条件成立的条件下结果也成立的概率,记为 $confidence(X \Rightarrow Y)$。

置信度的计算公式为

$$confidence(X \Rightarrow Y) = P(Y \mid X) = \frac{support(X \bigcup Y)}{support(X)} \tag{2-2}$$

例如,{咳嗽,乏力}出现的次数为 2 次,即{咳嗽,乏力}的支持度为 $2 \div 5 = 40\%$;{咳嗽,乏力}和{头痛}一起出现的次数为 2 次,即{咳嗽,乏力}$\bigcup${头痛}的支持度为 $2 \div 5 = 40\%$。因此,{咳嗽,乏力}$\Rightarrow${头痛}的置信度为 $40\% \div 40\% = 100\%$,代表在咳嗽、乏力的同时,伴有头痛的概率是 100%。

同样,在实际使用中,我们会设置一个最小置信度 $conf_{min}$,利用最小置信度阈值从这些频繁项集中生成关联规则,那些大于或等于最小置信度的关联规则我们称之为是有意义的关联规则。

提升度(Lift):提升度是用来衡量在项集 X 出现的情况下,是否会对项集 Y 出现的概率有所提升,记为 $lift(X \Rightarrow Y)$。提升度有三种可能:提升度 $lift > 1$ 表示有提升,且提升度越高表明正相关性越高;提升度 $lift = 1$ 表示没有提升,也没有下降;提升度 $lift < 1$ 表示有下降,且提升度越低表明负相关性越高。

提升度的计算公式为

$$lift(X \Rightarrow Y) = \frac{confidence(X \Rightarrow Y)}{support(Y)} = \frac{support(X \bigcup Y)}{support(X) \times support(Y)} \tag{2-3}$$

例如,{咳嗽,乏力}$\Rightarrow${头痛}的置信度为 100%,{头痛}的支持度为 $4 \div 5 = 80\%$,因此{咳嗽,乏力}$\Rightarrow${头痛}的提升度为 $100\% \div 80\% = 125\%$,表明具有促进作用。

如果关联规则 $X \Rightarrow Y$ 满足 $support(X \Rightarrow Y) \geqslant sup_{min}$ 且 $confidence(X \Rightarrow Y) \geqslant conf_{min}$,那么这条关联规则就是强关联规则,否则为弱关联规则。

2.1.4 关联规则的分类

关联规则是数据挖掘发展的重要趋势。随着对关联规则进行研究的科研人员越来越多，其应用范围越来越广泛，按照不同的标准可以被划分为以下几种类型。

（1）按照处理的变量类别不同，关联规则可以被划分为布尔型关联规则和数值型关联规则。布尔型关联规则是对离散、种类化的值进行处理，体现变量之间的关系。而数值型关联规则可以与多维或多层关联规则相结合，对数值类型的字段进行处理。布尔型关联规则通过在数据挖掘的过程中加入数量信息可以转换为数值型关联规则。例如：症状＝"乏力"⇒疾病＝"感冒"，是布尔型关联规则；血压＝140 mmHg⇒症状＝"心悸"，其中的血压是数值类型，因此是数值型关联规则。

（2）按照数据的抽象层次不同，关联规则可以被划分为单层关联规则和多层关联规则。单层关联规则均为细节数据或原始数据，并未考虑存在于现实当中的数据是有多个不同层次的，因此，这种关联规则是处于理想状态下的。而现实生活中存在的往往都是多层次的数据，多层关联规则就充分考虑并体现了这种层次性。按照关联规则中对应项目的粒度层次不同，多层关联规则又可以被划分为同层关联规则和层间关联规则。例如：症状＝"乏力"⇒疾病＝"感冒"是单层关联规则；高血压⇒流行性感冒是层间关联规则，高血压⇒感冒是同层关联规则。

（3）按照涉及的数据维数不同，关联规则可以被划分为单维关联规则和多维关联规则。单维关联规则只涉及数据的一个维，而多维关联规则则涉及数据的多个维。例如：鼻塞⇒乏力，这条规则只涉及病人的症状，是单维关联规则；症状＝"乏力"⇒疾病＝"感冒"，这条规则涉及病人的症状和疾病，是多维关联规则。

2.2 Apriori 算法

目前，关联规则挖掘技术已经研究出许多成熟的算法。传统的关联规则算法主要为 Apriori 算法和 FP-Growth 算法。除此之外，还有许多研究人员提出了改进的算法，在实际应用中，用户通常对关联规则的子集感兴趣，为此 Srikant 等人提出了基于约束的关联规则；Savasere 等提出了一种基于划分的算法，很大程度上减小了 I/O 负载。本节主要介绍传统的关联规则算法——Apriori 算法。

2.2.1 Apriori 算法基本思想

Apriori 算法是一种经典的用于挖掘布尔型关联规则频繁项集的算法，其形成的关联规则在分类上属于单维、单层、布尔型关联规则。

该算法的基本思想是使用逐层搜索的迭代方法,利用 Apriori 性质,反复地从频繁($k-1$)-项集 L_{k-1} 中得到候选 k-项集 C_k,由此产生频繁 k-项集 L_k,直到再没有最大项集生成为止。其中 Apriori 性质为:频繁项集的所有非空子集一定是频繁项集;非频繁项集的所有超集一定是非频繁项集。其核心逻辑是一个迭代判断的思想:如果连长度为 $k-1$ 的项集都不是频繁项集,那么就不用考虑长度为 k 的项集了。也就是说,如果在迭代过程中发现{A,C,D}不是频繁项集,那么{A,B,C,D}必然不是频繁项集,也就不用去考虑它了。

而由频繁项集 L_{k-1} 寻找 L_k 的过程主要由以下两步组成:第一步为连接步,通过频繁($k-1$)-项集 L_{k-1} 与自身连接而产生候选 k-项集 C_k;第二步为剪枝步,C_k 是 L_k 的超集,所以 C_k 中的项集是不是频繁项集都可以,但所有的频繁 k-项集都要包含在 C_k 中,这时就可以利用 Apriori 性质来减小 C_k 的规模。

Apriori 算法描述如表 2.2 所示。

表 2.2 Apriori 算法描述

> 输入:事务数据库 D;最小支持度阈值 sup_{min};最小置信度阈值 $conf_{min}$。
>
> (1) 简单统计包含一个项的项集出现的频率,选出其中大于或等于最小支持度的项集,也就是频繁 1-项集。
>
> (2) 进行循环处理,直到没有最大项集生成。
>
> (3) 循环过程:第 k 步中,根据第 $k-1$ 步生成的频繁($k-1$)-项集产生候选 k-项集,然后对数据库进行搜索,计算候选项集的支持度,将其与最小支持度进行比较,得到频繁 k-项集。
>
> 输出:事务数据库 D 中的频繁项集 L 和关联规则。

经典的关联规则挖掘算法 Apriori 算法已经被广泛应用到商业、网络安全等各个领域,通过分析和挖掘数据中存在的关联性得到的信息在决策制定的过程中具有非常重要的参考价值。Apriori 算法简单明了,没有复杂的理论推导,也易于实现。

Apriori 算法产生的候选项集相对较小,由最大频繁项集的项数决定扫描数据库的次数。因此,该算法适用于最大频繁项集相对较小的数据集中的关联规则挖掘问题,在数据较大时难以使用。同时,该算法也有一些难以克服的缺点:

(1) 需要对整个数据库进行扫描,非常耗时;

(2) 可能会产生大量的候选项集;

(3) 采用唯一支持度;

(4) 算法的适应面窄。

2.2.2 算例

下面通过表 2.1 的例子来理解 Apriori 算法,表 2.1 代表一个事务数据库 D,其中最小支持度为 40%,最小置信度为 80%。

首先,生成候选 1-项集 C_1,结果如表 2.3 所示。

表 2.3　候选 1-项集 C_1

项集	包含该项集的事务数	支持度
咳嗽	3	60%
乏力	4	80%
头痛	4	80%
鼻塞	3	60%

由于每个项集的支持度均大于最小支持度,所以无须删减,直接保留候选 1-项集作为频繁 1-项集 L_1。

接下来,将频繁 1-项集进行连接,生成候选 2-项集 C_2,结果如表 2.4 所示。

表 2.4　候选 2-项集 C_2

项集	包含该项集的事务数	支持度
咳嗽,乏力	2	40%
咳嗽,头痛	3	60%
咳嗽,鼻塞	1	20%
乏力,头痛	3	60%
乏力,鼻塞	3	60%
头痛,鼻塞	2	40%

由于候选 2-项集{咳嗽,鼻塞}的支持度为 20%,小于最小支持度 40%,所以从候选 2-项集 C_2 中删除,依据最小支持度得到频繁 2-项集 L_2,如表 2.5 所示。

表 2.5　频繁 2-项集 L_2

项集	包含该项集的事务数	支持度
咳嗽,乏力	2	40%
咳嗽,头痛	3	60%
乏力,头痛	3	60%
乏力,鼻塞	3	60%
头痛,鼻塞	2	40%

然后将频繁 2-项集进行连接,生成候选 3-项集 C_3,结果如表 2.6 所示。

表 2.6   候选 3-项集 C_3

项集	包含该项集的事务数	支持度
乏力,头痛,鼻塞	2	40%
咳嗽,乏力,头痛	2	40%

由于此时候选 2-项集{咳嗽,鼻塞}的支持度已经小于最小支持度,所以不再考虑项集{咳嗽,乏力,鼻塞}以及项集{咳嗽,头痛,鼻塞},而其余候选 3-项集的支持度均大于等于最小支持度,所以无须删减,直接保留候选 3-项集作为频繁 3-项集 L_3。

最后将频繁 3-项集两两组合,生成候选 4-项集 C_4,结果如表 2.7 所示。

表 2.7   候选 4-项集 C_4

项集	包含该项集的事务数	支持度
咳嗽,乏力,头痛,鼻塞	1	20%

由于项集{咳嗽,乏力,头痛,鼻塞}的支持度为 20%,小于最小支持度 40%,所以将其从候选项集中删除,此时频繁 4-项集为空,至此便生成了所有的频繁项集。又因为关联规则要在至少两个数据之间才可能存在,所以我们需要选择长度大于 1 的频繁项集,如表 2.8 所示。

表 2.8   频繁项集

项集	包含该项集的事务数	支持度
咳嗽,乏力	2	40%
咳嗽,头痛	3	60%
乏力,头痛	3	60%
乏力,鼻塞	3	60%
头痛,鼻塞	2	40%
乏力,头痛,鼻塞	2	40%
咳嗽,乏力,头痛	2	40%

找到所有长度大于 1 的频繁项集后,强关联规则就很有可能从这些频繁项集中产生,此时最后一个步骤就是从各个频繁项集中推导出所有可能的关联规则,再利用最小置信度来检验这些关联规则是否为强关联规则。例如,频繁项集{咳嗽,乏力,头痛}的非空子集有{咳嗽}、{乏力}、{头痛}、{咳嗽,乏力}、{咳嗽,头痛}、{乏力,头痛},由此可以得到 6 条关联规则,分别计算这些关联规则的置信度,并将其与最小置信度进行比较,结果如表 2.9 所示。

表 2.9 关联规则检验

关联规则	置信度	最小置信度检验	是否保留
{咳嗽,乏力}⇒{头痛}	100%	>80%	是
{咳嗽,头痛}⇒{乏力}	66.7%	<80%	否
{乏力,头痛}⇒{咳嗽}	66.7%	<80%	否
{咳嗽}⇒{乏力,头痛}	66.7%	<80%	否
{乏力}⇒{咳嗽,头痛}	50%	<80%	否
{头痛}⇒{咳嗽,乏力}	50%	<80%	否

由表 2.9 可知,只有关联规则{咳嗽,乏力}⇒{头痛}满足最小置信度要求,为强关联规则。对表 2.8 中的频繁项集进行同样操作,可以得到所有强关联规则,如表 2.10 所示。至此,我们便得到 4 条强关联规则。其中关联规则{咳嗽,乏力}⇒{头痛}表示当病人出现咳嗽、乏力症状时,100%会伴有头痛症状。

表 2.10 强关联规则

强关联规则	置信度
{鼻塞}⇒{乏力}	100%
{咳嗽}⇒{头痛}	100%
{头痛,鼻塞}⇒{乏力}	100%
{咳嗽,乏力}⇒{头痛}	100%

2.2.3 Apriori 算法实现

上面我们介绍了 Apriori 算法的基本思想和主要过程,并通过算例对 Apriori 算法产生了更加深入的理解,接下来我们将通过代码实现进一步了解 Apriori 算法。

(1)加载数据集。这里使用列表表示多个事务记录,每个事务记录同样使用列表表示项集。

```
def getdataset():
    dataset = [['咳嗽', '乏力', '头痛'],
               ['乏力', '头痛', '鼻塞'],
               ['咳嗽', '头痛'],
               ['咳嗽', '乏力', '头痛', '鼻塞'],
               ['乏力', '鼻塞']]
    return dataset
```

（2）通过扫描数据集生成候选 1-项集 C_1。首先创建一个空列表,用来储存所有不重复的项值;接下来遍历数据集中所有交易记录,对每一条交易记录遍历记录中的每一个项,如果该项没有在 C_1 出现过,那么就把它添加到 C_1 中。

```
def createC1(dataset):
    '''
    参数:数据集
    '''
    C1 = set()
    for tran in dataset:
        for item in tran:
            itemset = frozenset([item])
            # frozenset()返回一个冻结的集合,冻结后不能再对集合进行修改
            C1.add(itemset)
    return C1
```

（3）判断候选 k-项集是否满足 Apriori 性质,结果返回的是真,为满足 Apriori 性质,结果返回的是假,则为不满足 Apriori 性质。

```
def apriori(Ckitem, freqLk):
    '''
    参数:候选 k-项集,频繁(k-1)-项集
    '''
    for item in Ckitem:
        subitem = Ckitem - frozenset([item])
        if subitem not in freqLk:
            return False
    return True
```

（4）通过从频繁 $(k-1)$-项集 L_{k-1} 执行连接策略来生成候选 k-项集 C_k。如果 L_{k-1} 中某两个的项集 itemset1 和 itemset2 的前 $k-2$ 个项是相同的,则称 itemset1 和 itemset2 是可连接的,itemset1 与 itemset2 连接产生的结果项集为{itemset1[1], itemset1[2], …, itemset1[$k-1$], itemset2[$k-1$]}。

```
def createCk(freqLk, k):
    '''
    参数:频繁(k-1)-项集,当前要生成的候选项集长度为k
    '''
    Ck = set()
    lenfreqLk = len(freqLk)
    listfreqLk = list(freqLk)
    for i in range(lenfreqLk):  # i:[0, lensubLk)
        for j in range(i + 1, lenfreqLk):  # j:[i+1, lensubLk)
            l1 = list(listfreqLk[i])
            l2 = list(listfreqLk[j])
            l1.sort()  # 对项集进行排序
            l2.sort()
            # 判断l1的前k-1-1个元素与l2的前k-1-1个元素对应位是否全部相同
            if l1[0:k - 2] == l2[0:k - 2]:
                Ckitem = listfreqLk[i] | listfreqLk[j]
                if apriori(Ckitem, freqLk):
                    Ck.add(Ckitem)
    return Ck
```

（5）通过从候选 k-项集 C_k 执行删除策略来生成频繁 k-项集 L_k。扫描所有事务记录,对 C_k 中的每个项集进行计数,删除不满足最小支持度要求的项集,从而获得频繁 k-项集。

```
def generateLk(dataset, Ck, minsup, datasup):
    '''
    参数:数据集,候选k-项集,最小支持度,key为频繁项集、value为支持度的字典
    '''
    Lk = set()
    count = {}
    for tran in dataset:
        for Ckitem in Ck:
            if Ckitem.issubset(tran):
                if Ckitem not in count:
                    count[Ckitem] = 1
```

```
                    else：
                          count[Ckitem] += 1
        datasetnum = float(len(dataset))
        for item in count：
            if (count[item]/datasetnum) >= minsup：  # 判断是否满足最小支持度要求
                Lk.add(item)
                datasup[item] = count[item]/datasetnum
        return Lk
```

（6）生成频繁项集。

```
def generateL(dataset，maxk，minsup)：
    '''
    参数:数据集,求的最高项集为 k 项,最小支持度
    '''
    # 创建一个频繁项集为 key,支持度为 value 的 dic
    datasup = {}
    C1 = createC1(dataset)  # 生成候选 1-项集 C1
    L1 = generateLk(dataset，C1，minsup，datasup)  # 生成频繁 1-项集 L1
    freqLk = L1.copy()
    L = []
    L.append(freqLk)  # 末尾添加指定元素
    for k in range(2，maxk + 1)：
        Ck = createCk(freqLk，k)  # 生成候选 k-项集 Ck
        Lk = generateLk(dataset，Ck，minsup，datasup)  # 生成频繁 k-项集 Lk
        freqLk = Lk.copy()
        L.append(freqLk)
    return L，datasup
```

（7）生成关联规则。首先生成每个频繁项集 L 的所有非空子集,如果其非空子集 S 满足 $support(L)/support(S) \geqslant min\_confidence$,则输出关联规则 $S \Rightarrow (L-S)$。其中,min_confidence 是最小置信度。

```
def generateRule(L, datasup, minconf):
    '''
    参数:所有的频繁项集,key 为频繁项集、value 为支持度的字典,最小置信度
    '''
    rulelist = []
    sublist = []
    for i in range(len(L)):
        for freqset in L[i]:
            for subset in sublist:
                if subset.issubset(freqset):
                    conf = datasup[freqset]/datasup[subset]  # 计算置信度
                    # 将 rule 声明为 tuple
                    rule = (subset, freqset - subset, conf)
                    if conf >= minconf and rule not in rulelist:
                        rulelist.append(rule)
            sublist.append(freqset)
    return rulelist
```

(8) 程序主函数。

```
if __name__ == "__main__":
    dataset = getdataset()  # 加载数据集
    L, datasup = generateL(dataset, 3, 0.4)  # 生成频繁项集
    rulelist = generateRule(L, datasup, 0.8)  # 生成关联规则
    # 输出频繁项集
    for Lk in L:
        print("=" * 55)
        print("Frequent" + str(len(list(Lk)[0])) + "-itemsets\t\tSupport")
        print("=" * 55)
        for freqset in Lk:
            print(freqset, datasup[freqset])
    print()
    # 输出关联规则
    print("Rules")
    for item in rulelist:
        print(item[0], "=>", item[1], " confidence: ", item[2])
```

2.3 关联规则挖掘的医学应用——乳腺癌患者 TNM 分期与中医证型系数之间的关系

关联规则挖掘可以让我们从数据集中发现项与项之间的关系,随着近几年大数据概念的提出,关联规则挖掘在各行业、各领域的应用越来越广泛,本节将探讨一下关联规则挖掘在医学领域的应用,利用 Apriori 算法探索乳腺癌患者 TNM 分期与中医证型系数之间的关系。

2.3.1 问题描述

乳腺癌是城市女性的主要"杀手",是女性常见的恶性肿瘤之一。恶性肿瘤除了传统的手术、放疗、化疗等之外,应用中医治疗恶性肿瘤已成为被公认的综合治疗方法之一,中医治疗乳腺癌能够杀灭癌细胞,阻止癌细胞在机体进一步扩散,减缓瘤体的增长以及减小瘤体,同时,中医治疗能够保护正常细胞,增加白细胞数量,减轻放化疗后的不良作用,使放化疗的效果更加显著。

中医治疗乳腺癌具有其独有的优势,中医治疗从整体出发,调节机体阴阳、气血以及脏腑的平衡,强调内治与外治相结合。对于不同机体,运用辩证思想具体分析,确定"先证而治"的方向,找出中医症状间的关联关系以及诸多症状间的规律性,并且依据规则分析病因、预测病情发展以及为未来临床诊治提供有效借鉴,从而帮助乳腺癌患者恢复手术后的体质,改善其生存质量,提高患者的生存概率。

接下来我们将借助一些中晚期三阴乳腺癌患者的病理信息来挖掘患者的症状与中医证型之间的关联关系,为实施中医"截断"治疗提供依据,挖掘潜性证素。其中数据集来自《Python 数据分析与挖掘实战》,原始属性如表 2.11 所示。

表 2.11　原始属性

序号	属性名称	属性描述
1	实际年龄	A1:≤30 岁;A2:31~40 岁;A3:41~50 岁;A4:51~60 岁; A5:61~70 岁;A6:≥71 岁
2	发病年龄	a1:≤30 岁;a2:31~40 岁;a3:41~50 岁;a4:51~60 岁;a5:61~70 岁;a6:≥71 岁
3	初潮年龄	C1:≤12 岁;C2:13~15 岁;C3:≥16 岁
4	既往月经是否规律	D1:月经规律;D2:月经先期;D3:月经后期;D4:月经先后不定期
5	是否痛经	Y:是;N:否
6	是否绝经	Y:是;N:否
...	...	...
64	肝气郁结证得分	总分 40 分
65	热毒蕴结证得分	总分 44 分

续表 2.11

序号	属性名称	属性描述
66	冲任失调证得分	总分 41 分
67	气血两虚证得分	总分 43 分
68	脾胃虚弱证得分	总分 43 分
69	肝肾阴虚证得分	总分 38 分
70	TNM 分期	H1：Ⅰ；H2：Ⅱ；H3：Ⅲ；H4：Ⅳ
71	确诊后几年 发现转移	1. 无转移：BU0；2. 小于等于 3 年：BU1； 3. 大于 3 年小于等于 5 年：BU2；4. 大于 5 年：BU3
72	转移部位	R1：骨；R2：肺；R3：脑；R4：肝；R5：其他；R0：无转移
73	病程阶段	S1：围手术期；S2：围化疗期；S3：围放疗期；S4：巩固期

2.3.2　解决方案

为了更有效地对数据进行挖掘,首先将其中冗余属性和与挖掘任务不相关的属性剔除,选取其中 6 种证型得分以及 TNM 分期的属性值构成数据集,即表 2.11 中第 64～70 条属性。同时,为了更好地反映出中医证素分布的特征,这里采用证型系数代替具体单证型的证素得分,证型相关系数计算公式为:证型系数＝该证型得分/该证型总分。又因为 Apriori 算法无法对连续型数值变量进行处理,所以要把原始数据格式转换为适合的格式,就需要对数据进行离散化处理。这里采用聚类算法对各个证型系数进行离散化处理,将每个属性聚成 4 类,其离散化后的数据格式见表 2.12～表 2.17。

由于患者在各个阶段会表现出不同的临床症状,所以可以采用中医截断疗法进行治疗,针对围手术期、围化疗期和围放疗期等各个病程阶段出现的具有阶段特点的症候进行先证而治。针对这种状况,本节采用 Apriori 算法,挖掘各中医证素与乳腺癌 TNM 分期之间的关系,其中乳腺癌 TNM 分期是乳腺癌分期基本原则,Ⅰ期较轻,Ⅳ期较严重。

表 2.12　肝气郁结证型系数离散表

范围标识	肝气郁结证型系数范围	范围内元素的个数
A1	(0,0.179]	244
A2	(0.179,0.258]	355
A3	(0.258,0.35]	278
A4	(0.35,0.504]	53

表 2.13 热毒蕴结证型系数离散表

范围标识	热毒蕴结证型系数范围	范围内元素的个数
B1	(0,0.15]	325
B2	(0.15,0.296]	396
B3	(0.296,0.485]	180
B4	(0.485,0.78]	29

表 2.14 冲任失调证型系数离散表

范围标识	冲任失调证型系数范围	范围内元素的个数
C1	(0,0.201]	296
C2	(0.201,0.288]	393
C3	(0.288,0.415]	206
C4	(0.415,0.61]	35

表 2.15 气血两虚证型系数离散表

范围标识	气血两虚证型系数范围	范围内元素的个数
D1	(0,0.172]	283
D2	(0.172,0.251]	375
D3	(0.251,0.357]	228
D4	(0.357,0.552]	44

表 2.16 脾胃虚弱证型系数离散表

范围标识	脾胃虚弱证型系数范围	范围内元素的个数
E1	(0,0.154]	285
E2	(0.154,0.256]	307
E3	(0.256,0.375]	244
E4	(0.375,0.526]	94

表 2.17 肝肾阴虚证型系数离散表

范围标识	肝肾阴虚证型系数范围	范围内元素的个数
F1	(0,0.178]	200
F2	(0.178,0.261]	237
F3	(0.261,0.353]	265
F4	(0.353,0.607]	228

2.3.3　结果分析

通过采用 Apriori 算法,我们得出 5 条关联规则,其中最小支持度为 6%,最小置信度为 75%。但并不是所有的关联规则都是有意义的,我们只在乎以 H 为规则结果的关联规则,如表 2.18 所示。

表 2.18　中医证型关联规则

规则编号	X		$X \Rightarrow Y$	
规则编号	范围标识 1	范围标识 2	支持度(%)	置信度(%)
1	A3	F4	7.85	87.96
2	C3	F4	7.53	87.50
3	B2	F4	6.24	79.45

每个关联规则都可以表示为 $X \Rightarrow Y$,其中 X 表示各个证型系数范围标识组合而成的规则,Y 表示 TNM 分期为 H4 期。其中,$\{A3, F4\} \Rightarrow \{H4\}$ 表示肝气郁结证型系数处于 (0.258, 0.35] 范围内、肝肾阴虚证型系数处于 (0.353, 0.607] 范围内,而 TNM 分期诊断为 H4 期的可能性为 87.96%,这种情况发生的可能性为 7.85%。

由此可知,TNM 分期为 H4 期的三阴乳腺癌患者证型主要为肝肾阴虚证(F4)、热毒蕴结证(B2)、肝气郁结证(A3)以及冲任失调证(C3),而肝气郁结证和肝肾阴虚证的临床表现较为突出。

2.4　讨论与总结

本章首先介绍了关联规则的起源、基本概念以及其分类。然后详细介绍了关联规则挖掘中的经典算法——Apriori 算法,该算法通过频繁项集对关联规则进行挖掘,不仅能够发现频繁项集,而且可以挖掘事物之间的关联规则。最后,我们利用 Apriori 算法来探索乳腺癌患者 TNM 分期与中医证型系数之间的关系。除此之外,基于关联规则的数据挖掘技术还可以通过对医疗数据的分析为医疗提供更多有价值的信息,对提高医疗数据的使用效率具有非常重要的意义。随着科研人员对数据挖掘工具以及关联规则的研究不断发展,数据挖掘技术将会在更多领域发挥其作用。

2.5　练习与拓展

1. 什么是关联规则挖掘?
2. 请简述支持度、置信度以及提升度的不同。

3. 请简述关联规则挖掘的过程。

4. 关联规则可以分为哪几类?

5. 请简述关联规则挖掘还有哪些常见的算法。

6. 请简述 Apriori 算法的基本思想。

7. Apriori 算法有何优缺点?

8. 除了本书中提到的医学领域,请思考关联规则挖掘还可以应用到哪些领域,并举例说明。

第 3 章 K 近邻法及医学应用

K 近邻法是机器学习中最基础的分类与回归方法。本书讨论的是在医学场景下,K 近邻法可以解决什么类型的问题,又是如何解决这些问题的。

3.1 K 近邻法概述

K 近邻法本身不含有复杂的数学推理,方法简单易懂,即给定数据集,使用者将需要计算的数据同既定数据集结合计算,就可查找到最邻近的 k 个数据实例,根据得到的 k 个实例多数所属的类别,从而对输入数据的类别进行判定。

K 近邻法的输入方式多种多样,从简单的平面坐标到复杂的图像特征,能够满足不同的应用需求。它的基础原理在于,将原始信息转换为一系列的特征,从而构建一个完整的近邻关系。K 近邻法旨在将一组特征相似的信息组合在一起,以便更准确地识别出这些特征。该方式基于 k 个相似的信息组合,并利用特殊的算术模型和决策算子,来确保准确的识别结果。K 近邻法与多数传统的机器学习方法大同小异,前者无须经历复杂的训练,而后者则无须经历复杂的数据处理,而且能够根据数据集的结果自动将数据转换为相应的特征向量,从而实现高效的数字化转换。K 近邻算子的三个核心组成部分是:距离度量、k 值的选择和分类决策规则。

3.2 K 近邻法适用场景

3.2.1 分类上的应用

智齿是人类口腔中最不重要的牙齿,它们通常在 16～20 岁之间长出。然而,由于智齿是最后一颗,因此它们的生长空间往往很有限,容易受到外力的影响,导致它们被其他牙齿或骨头挤压在牙龈组织中。K 近邻法可以帮助医生快速识别患者的智齿属于哪一个类型。

假设,现在想对智齿的类型进行分类,首先对患者口腔内部拍片,记录智齿位置、倾斜角度等因素,如表 3.1 所示。

表 3.1　智齿类型说明表

智齿被牙龈包裹程度	智齿位置的状态	水平倾斜角度	智齿类型
45%	牙龈包裹智齿中下部	90°	阻生智齿
100%	牙龈完全包裹智齿	90°	埋伏智齿
25%	牙龈包裹智齿底部	0°	正常竖直生长智齿
25%	牙龈包裹智齿底部	20°	轻微倾斜智齿
0	无	0°	无智齿

当一个人的牙齿呈现出 90°的水平倾斜角度时,他的智齿就会被认定为阻生智齿,而当智齿被完全包裹在牙龈中时,就会被认定为埋伏智齿。然而,有没有一种技术能够让机器学习并自动识别出这种智齿的类型,从而使得新来的患者能够更好地接受治疗?

将智齿的位置和倾斜角度作为二维坐标轴,将其标记为(x,y),如图 3.1 所示,对于未知的智齿 A,需要查看与其最近的智齿类型,并确定其属于哪一分类。在实践中,需要确定一个 k 值,即观察距离智齿 A 最近的智齿种类数量。

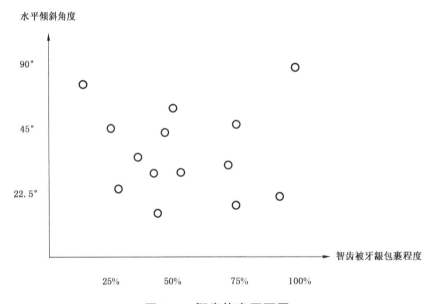

图 3.1　智齿信息平面图

3.2.2　回归上的应用

K 近邻法不仅可以用来识别智齿的种类,而且还能够根据智齿的特征来估算拔牙的费用和风险。回归技术是一种有效的方法,它能够更好地识别智齿的种类,从而更有效地实现智齿的治疗。首先,若想确定未知智齿的分类,需要先确定最近的 k 个智齿大多数属于哪个分类。如果发现一个新的智齿,并且已经确定它是埋伏智齿,那么就需要确定它的拔牙价格和拔牙风险,这就是一个回归问题。

那么K近邻法如何做回归呢?在一个新智齿B上,需要预测其拔牙价格,以确定其特征属性和数值,如图3.2中三角形标志所示。首先需要计算待测点(新智齿B)与已知点之间的距离,并从中选取最近的 k 个点。假设 $k=3$,最近的3个点(分别为阻生智齿、埋伏智齿和埋伏智齿)的拔牙价格就是这3个点的属性值的平均值,假设三个价格分别为500,700和750元,新智齿B的价格即为(500 ＋ 700 ＋ 750)/ 3＝650,也就是650元。

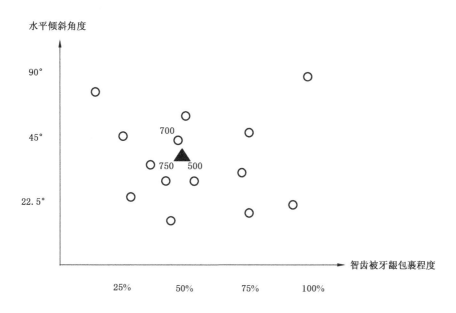

图 3.2　智齿信息平面包含新智齿标记图

3.3　K 近邻法模型

3.3.1　模型

在 K 近邻法中,通过考虑数据集、距离度量、k 值的取值和分类决策的方式,能够单独地识别出某个输入实体的类型。因此,把原始的信息空间按照某种方式进行了划分,并且给出了各个子空间的值,然后通过使用现存的模型和算法,就能够给出该输入实体的最终分类。

3.3.2　距离度量

K 近邻法算法的一个核心概念便是衡量两个样本的差异性,即它们的间距。当两个样本的间距较小时,它们的差异性较低;而当间距较大时,它们的差异性较高。本书提供了五种用来估测间距的例子:欧氏距离、曼哈顿距离、闵可夫斯基距离、切比雪夫距离和余弦距离。

(1) 欧氏距离

欧氏距离,又叫欧几里得间距,是一个极其普通的距离计算方法,它可以表示为:两点之间的一段距离,即为欧氏距离。在二维空间中,两点的欧式距离就是:

$$d = \sqrt{(x_1 - y_1)^2 + (x_2 - y_2)^2} \tag{3-1}$$

通过相似的方法,可以计算两点在 n 维空间中的距离:

$$d = \sqrt{(x_1 - y_1)^2 + (x_2 - y_2)^2 + \cdots + (x_n - y_n)^2} = \sqrt{\sum_{i=1}^{n}(x_i - y_i)^2} \tag{3-2}$$

(2) 曼哈顿距离

曼哈顿距离是指在规则的坐标系中,两点在各个坐标轴上的距离的绝对值之和。例如,点 $A(x_1, y_1)$ 和点 $B(x_2, y_2)$ 之间的曼哈顿距离为 $|x_1 - x_2| + |y_1 - y_2|$。用公式表示就是:

$$d = |x_1 - y_1| + |x_2 - y_2| \tag{3-3}$$

(3) 闵可夫斯基距离

闵可夫斯基距离不是一个距离,而是一组距离的定义。对于 n 维空间中的两个点 $X(x_1, x_2, \cdots, x_n)$ 和 $Y(y_1, y_2, \cdots, y_n)$,X 和 Y 两点之间的闵可夫斯基距离为

$$d = \sqrt[p]{\sum_{i=1}^{n}|x_i - y_i|^p} \tag{3-4}$$

其中,p 代表空间的维数,当 $p=1$ 时,就是曼哈顿距离;当 $p=2$ 时,就是欧氏距离;当 $p \to \infty$ 时,就是切比雪夫距离。

(4) 切比雪夫距离

切比雪夫距离是指在规则的坐标系中,两点在各个坐标轴上的距离的最大值。例如,点 $A(x_1, y_1)$ 和点 $B(x_2, y_2)$ 之间的切比雪夫距离为 $\max(|x_1 - x_2|, |y_1 - y_2|)$。用数学表示就是:

$$d = \max(|x_1 - y_1|, |x_2 - y_2|) \tag{3-5}$$

(5) 余弦距离

余弦距离是指两个向量之间的夹角余弦值。余弦距离越小,表示两个向量越相似。余弦距离常用于文本分类、信息检索等领域。例如,在文本分类中,可以将每篇文章表示为一个向量,然后计算不同文章之间的余弦距离,从而判断它们的相似度。它可以更好地理解用户的兴趣偏好,从而更好地识别潜在的用户群体。搜索引擎可以帮助用户找到特定的关键词,并且可以根据余弦距离的计算结果,为用户提供更多的相关搜索信息。其公式为

$$\cos \theta = \frac{x_1 x_2 + y_1 y_2}{\sqrt{x_1^2 + y_1^2} \times \sqrt{x_2^2 + y_2^2}} \tag{3-6}$$

3.3.3 k 值的选择

k 的取值在 K 近邻法的应用上至关重要,若取值较低,则可能导致模型的复杂性降低,从而使其出现过拟合的情况,并使其对近邻的实例点产生极高的敏感度。反之,若取值较高,则可以使其更加精确,从而减少学习的近似误差。k 值是一个重要的参考因素,它可以确定更有效的方法,例如使用交叉验证法。

3.3.4 分类决策规则

在 K 近邻法的模型中,多数人的投票结果将会影响模型的结果,也就是少数人会支持多数人的选择,这种情况下,模型的结果将会受到 k 个相似模型的影响。

3.4 K 近邻法的底层实现

K 近邻法被广泛应用于数学领域,其基本原理在于寻求 k 个相似的数据,并将其归入同一个数据集中。然而,在处理大维度数据和大规模数据集的情况下,快速 K 近邻搜索的效率会受到影响。尽管传统的线性扫描技术能够有效地解决 K 近邻搜索的问题,但随着训练数据量的增加,它的计算速度也变得越来越慢,因此采取更加有效的架构来存储和管理训练数据,将有助于降低计算距离的时间复杂度。这里有许多不同的技术可供选择,其中 kd 树和球树技术更为普遍。

如果只是想要使用 K 近邻法,不想深究其中的原理,理解线性扫描法即可。

3.4.1 线性扫描

为了更准确地预测结果,可以通过计算样本与 k 个最近邻居之间的距离,并使用多数表决法以获得最终结果。这种方法非常简单,尤其是在样本数量较少、特征较少的情况下,更加有效。然而,在实际应用中,由于样本特征数量超过上千,样本量达到几十万,使得仅仅使用这种线性扫描方法来预测少量的测试集样本,将会大大降低算法的时间效率。因此,这种方法也被称为蛮力实现。在少量样本的情况下,使用简单的模型是非常有效的。

3.4.2 kd 树优化

kd 树是一种用于计算样本点间距离的数学模型,它通过将数据点划分为多个二叉树来实现这一目标。这种模型可以有效地减少计算距离的次数,并且能够提高搜索效率。它的优点在于可以更快地找到相同的样本点,并且能够更准确地预测数据点之间的关系。二叉树的优势在于它的树形结构使得查询和调整的过程比线性扫描更加简单,从而极大地提高了搜索的效率。

通常来讲,在构造一棵树的时候,会先确定一个特定的维度,并对其相关的每个样本的方差进行统一的评估。当方差达到一定的阈值时,表示该维度的数据集已经被完全划分,从而使得从整体到细节的划分变得可能。

从特征集 k 维度上挑选出具有较高方差的特征 nk,并以其中位数 nkv 来确定其属性,然后把这些特征集合成一棵树,其中,第 k 维特征的取值低于 nkv,则被归类到 k 维度的上一级,而第 k 维特征的取值高于 nkv,则被归类到 nkv 的下一级。之后反复上述方法即可递归生成 kd 树。

当使用 kd 树搜索最近邻点时,需要先确定一个包含目标点的叶子结点。然后,可以将这个叶子结点作为圆心,并将它与目标点的距离作为半径,从而构建一个超球体。这个超球体由一系列点组成,每个点的距离都是固定的。对超球体感兴趣可以对这块数据结构深入研究。

sklearn 可以轻松地调用 kd 树,这使得使用者不必深入研究其数学原理,只需知道具体使用场景即可。

3.4.3 球树优化

球树是为了克服 kd 树高维失效而发明的,用于在高维空间中组织点,以便进行最近邻搜索,其构建过程较为复杂故不赘述过多内容,只需要知道在高维空间可以直接采用球树的方法,在 sklearn 中,可以直接调用球树的优化方案。

3.5 K 近邻法代码复现

3.5.1 原理复述

K 近邻模型是基于训练数据集特征空间的一个划分,K 近邻法中,当训练集、距离度量、k 值选取及分类决策规则确定,其结果唯一确定。

K 近邻法的三个关键因素包括距离测试、k 值的确定以及分类算子的设定。欧氏距离被广泛用于距离测试,它可以确定 k 值的范围,从而使得 k 值越来越接近实际值。一般用多数投票通过来确定一个有效的决策方案,以尽可能减少实际的风险。

K 近邻法的几种底层实现原理已经在 3.4 节中进行了说明,可以通过采用多种方法实现 K 近邻法的底层。通过使用 kd 树,可以快速检索数据,避免对大多数数据进行搜索,从而降低搜索的复杂度。

3.5.2 问题描述与解决流程

采用 sklearn 中内置的鸢尾花数据集来模拟一遍 K 近邻算法的步骤,为了便于读者在医学方面的理解,读者可以将其特征类比为肿瘤的特征,如肿瘤的大小,在后面实现过程的可视化环节中,为了帮助读者理解会用肿瘤特征来进行描述。

整个问题的解决流程如图 3.3 所示。

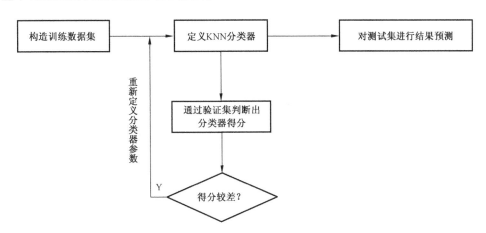

图 3.3　KNN 分类器设置流程图

3.5.3　Python 代码实现

(1) K 近邻分类器

K 近邻分类器中最重要的函数分别是预测函数 predict 和得分测试函数 score,predict 函数会返回想要的预测的数据的预测值,score 函数会返回想要的预测的数据的预测值同实际值之间的得分。符号说明如表 3.2 所示。

表 3.2　符号说明

X_train	训练数据集输入
Y_train	训练数据集输出
n_neighbors	邻近点个数
p	距离度量
X	测试数据集输入
X_test	验证数据集输入
Y_test	验证数据集输出

由于 sklearn 内置的距离度量方式为闵氏距离(闵氏距离不是一种具体的距离度量方法,它可以说包括了其他距离度量方式,是其他距离度量的推广,具体各种距离度量只是参数 p 的取值不同或者是否去极限的不同情况),因此此处 Python 实现也采用闵氏距离的方式。闵氏距离公式如下:

$$dist(x,y) = \left(\sum_{i=1}^{n} |x_i - y_i|^p \right)^{\frac{1}{p}} \tag{3-7}$$

基于 Python 实现的 K 近邻算法的分类器,其中默认构造函数强制要求传入训练数据集 X_train 和 Y_train,可以选择传入 n_neighbors 和 p 两个参数,其中 n_neighbors 是邻近点个数,默认为 3,p 是上面公式中的参数,默认为 2,对应的距离度量方法就是欧氏距离。

K 近邻分类器的代码实例如下:

```python
class KNN:
    def __init__(self,X_train,Y_train, n_neighbors=3, p=2):
        """
        parameter: n_neighbors 邻近点个数
        parameter: p 距离度量
        """
        self.n = n_neighbors
        self.p = p
        self.X_train = X_train
        self.Y_train = Y_train

    def predict(self,X):
        # 取出 n 个点
    knn_list = []
        for i in range(self.n):
            dist = np.linalg.norm(X- self.X_train[i], ord=self.p)
            knn_list.append((dist, self.Y_train[i]))

        for i in range(self.n, len(self.X_train)):
            max_index=Knn_list.index(max(knn_list,Key=lambda X:X[0]))
            dist = np.linalg.norm(X- self.X_train[i], ord=self.p)
            if Knn_list[max_index][0] > dist:
                knn_list[max_index] = (dist, self.Y_train[i])

        # 统计
    knn = [k[-1] for K in Knn_list]
        count_pairs = Counter(knn)
        max_count = sorted(count_pairs,Key=lambda X:X)[-1]
        return max_count
```

```
def score(self,X_test,Y_test):
    right_count = 0
    n = 10
    forX,Yin zip(X_test,Y_test):
        label = self.predict(X)
        if label ==Y:
            right_count += 1
    return right_count/len(X_test)
```

（2）包引用

包引用的代码实例如下：

```
import numpy as np
import pandas as pd
import matplotlib.pyplot as plt

from sklearn.datasets import load_iris
from sklearn.model_selection import train_test_split

from collections import Counter
```

（3）数据导入

为了方便进行测试，导入 sklearn 中的内置数据集，数据导入的代码实例如下：

```
# data
iris = load_iris()
df = pd.DataFrame(iris.data, columns=iris.feature_names)
df['label'] = iris.target
df.columns = ['sepal length', 'sepal width', 'petal length', 'petal width', 'label']
```

（4）绘制已有数据集的分布

为了便于理解，可视化环节的时候把鸢尾花的横纵坐标更改为肿瘤的长度和宽度，类别仍然为 0 和 1，已有数据可视化的代码实例如下：

```
plt. scatter(df[:50]['sepal length'], df[:50]['sepal width'], label='类别 0')
plt. scatter(df[50:100]['sepal length'], df[50:100]['sepal width'], label='类别 1')
plt. xlabel('tumor length')
plt. ylabel('tumor width')
plt. legend()
plt. show()
```

已有数据集的分布如图 3.4 所示。

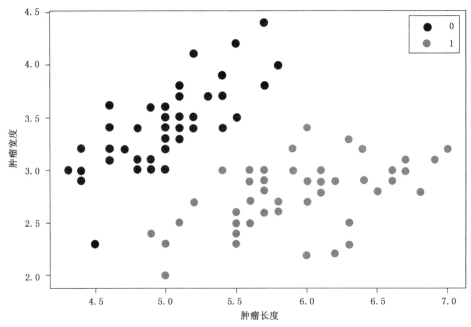

图 3.4　已有数据集的分布

(5) 分割出训练数据和验证数据

代码实例如下：

```
data = np. array(df. iloc[:100, [0, 1, -1]])
X, Y= data[:,:-1], data[:,-1]
X_train, X_test, Y_train, Y_test = train_test_split(X, Y, test_size=0.2)
```

(6) 使用分类器导入训练数据并进行得分测试

基于上面实现的 KNN 分类器，将训练数据集导入其中，并用切割出来的验证数据集测试一下得分，代码实例如下：

```
clf =KNN(X_train, Y_train)
clf. score(X_test, Y_test)
```

（7）预测测试数据

接下来生成一组数据来进行测试,代码实例如下:

```
test_point = [6.0, 3.0]
print('Test Point: {}'.format(clf.predict(test_point)))
```

预测的 test_point 结果为 1,符合预期。

（8）测试数据绘图

代码实例如下:

```
plt.scatter(df[:50]['sepal length'], df[:50]['sepal width'], label='0')
plt.scatter(df[50:100]['sepal length'], df[50:100]['sepal width'], label='1')
plt.plot(test_point[0], test_point[1], 'bo', label='test_point')
plt.xlabel('tumor length')
plt.ylabel('tumor width')
plt.legend()
```

测试点在已有数据集中的位置如图 3.5 所示。

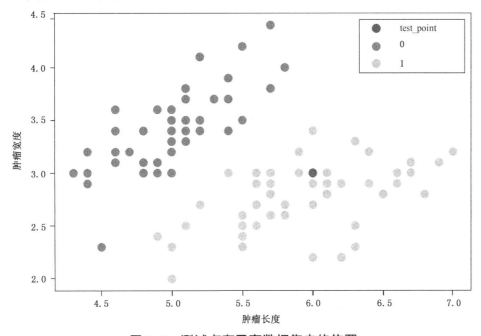

图 3.5 测试点在已有数据集中的位置

3.5.4 基于 sklearn 机器学习包实现

（1）基于 sklearn 直接调用 K 近邻分类器

代码实例如下:

```
demo = KNeighborsClassifier()
```

（2）包引用

```
import numpy as np
import pandas as pd
import matplotlib. pyplot as plt
from sklearn. neighbors importKNeighborsClassifier

from sklearn. datasets import load_iris
from sklearn. model_selection import train_test_split

from collections import Counter
```

（3）使用分类器训练数据及得分测试

基于上面 sklearn 内置的 KNN 分类器，将训练数据集导入其中，并用切割出来的验证数据集测试一下得分。

这里用 Python 实现有一个不同，就是多了一个 fit 函数，通过自身实现的 KNN 分类器在初始化阶段就会导入 X_tarin 和 Y_train，sklearn 中的分类器需要用 fit 函数导入 X_train 和 Y_train，代码实例如下：

```
demo. fit(X_train, Y_train)
demo. score(X_test, Y_test)
```

之后继续使用 predict 来进行预测，其中由于 sklearn 封装的预测函数是一个向量，所以传入的应该为一个向量，代码实例如下：

```
test_point = [[6.0, 3.0], [5.3, 3.7]]
print('Test Point：{}'. format(demo. predict(test_point)))
```

3.6　K 近邻法在医疗上的应用

3.6.1　问题描述

心脏病预测是医疗领域中非常重要的一个课题，根据提供的数据集，分析数据集内的特征，判断出一个人是否患有心脏病，最终返回结果只有 2 个，要么是患病要么是未患病。

3.6.2 数据集描述

项目数据来源来自 UCI Machine Learning Repository,项目的核心目的是创建机器学习模型,预测一个人是否患有心脏病。(相关链接地址:https://archive.ics.uci.edu/ml/data-sets/Heart+Disease)

数据集用可视化的表格的方式,如表3.3所示进行展示,并对重要特征的含义进行了解释。

表 3.3 心脏病数据集描述

参数名	参数名解释
age	年龄
sex	性别(1 = 男;0 = 女)
cp	胸部痛类型
trestbps	静息血压(入院时以毫米汞柱为单位)
chol	血清胆固醇,mg/dl
fbs	(空腹血糖> 120 mg/dl)(1 =true;0 =false)
restecg	静息心电图结果
thalach	最大心率
exang	运动引起的心绞痛(1 =Yes;0 = no)
oldpeak	相对于休息而言,运动引起的 ST 抑郁
slope	运动高峰时心电图 ST 段的斜率(坡度)
ca	透视检查看到的荧光显色血管数目(0~3)
thal	地中海贫血(1=正常;2=固定缺陷;3=可逆缺陷)
target	目标预测标签(1 或 0;1=患病;0=未患病)

3.6.3 代码实现

(1)导入所需要的库

```
import numpy as np

import pandas as pd

import matplotlib.pyplot as plt

from matplotlib import rcParams

from matplotlib.cm import rainbow

import warnings

warnings.filterwarnings('ignore')


from sklearn.model_selection import train_test_split

from sklearn.preprocessing import StandardScaler
```

51

（2）导入分类器

```
from sklearn. neighbors importKNeighborsClassifier
```

（3）导入心脏病数据集

```
dataset = pd. read_csv('heart. csv') # 去上述给的数据地址下载数据
dataset. head() # 数据前五项
dataset. info() # 查看数据集的有关信息
dataset. describe() # 描述性统计
```

每个特征的数值分布差异很大,观察最大值,特征 age 是 77,而特征 chol 是 564,差异较大。这时需要对特征进行规范。

（4）数据关联性展示

```
rcParams['figure. figsize'] = 20, 14
plt. matshow(dataset. corr()) # 各个特征之间的相关性
plt. yticks(np. arange(dataset. shape[1]), dataset. columns)
plt. xticks(np. arange(dataset. shape[1]), dataset. columns)
plt. colorbar()
```

心脏病数据集关联性分析如图 3.6 所示。

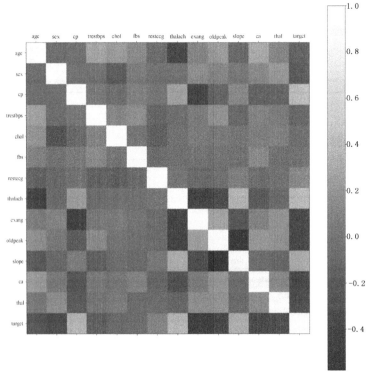

图 3.6　心脏病数据集关联性分析

看一下上面的相关矩阵,很容易看到一些特征与目标值具有负相关,而有些则具有正相关。色泽越亮正相关性就越强,接下来,可以查看每个变量的直方图(见图3.7)。

```
dataset.hist()
```

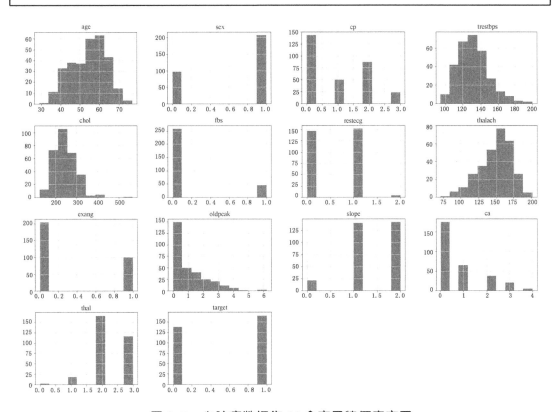

图 3.7　心脏病数据集 14 个变量特征直方图

由上面的直方图,可以看到每个特征都有不同的分布范围。因此,在预测之前使用特征规范中的特征区间化方法,将各个特征数据进行变换,这对分类问题确实很有效。另外,对于预测结果而言,其中的值应该分布比较平衡,否则训练的模型就比较差了。

```
rcParams['figure.figsize'] = 8,6
plt.bar(dataset['target'].unique(), dataset['target'].value_counts(), color = ['red', 'green'])
plt.xticks([0, 1])
plt.xlabel('Target Classes')
plt.ylabel('Count')
plt.title('Count of each Target Class')
```

如图 3.8 所示,标签中的两个值虽然不是各 50%,但是现在比例已经足够好,可以继续使用,不需要删除或增加数据。如果患心脏病和不患心脏病的比例差距过大,那么是需要删除或增加部分数据的。

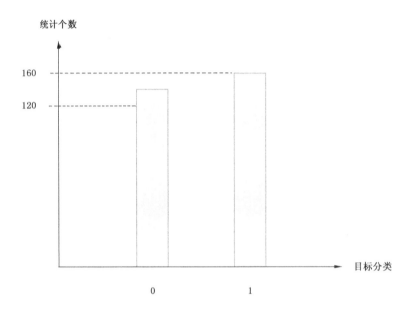

图 3.8　结果标签分布情况

浏览完数据集后,需要在训练机器学习模型之前将一些分类型特征转换为虚拟变量并区间化所有值。

首先,使用 get_dummies 方法为分类型特征转换为虚拟特征。

```
dataset = pd. get_dummies(dataset, columns = ['sex', 'cp', 'fbs', 'restecg', 'exang', 'slope', 'ca', 'thal'])
```

然后用 StandardScaler 对数据集中的特征进行区间化。

```
standardScaler = StandardScaler()
columns_to_scale = ['age', 'trestbps', 'chol', 'thalach', 'oldpeak']
dataset[columns_to_scale] = standardScaler. fit_transform(dataset[columns_to_scale])
```

划分数据集:

```
Y= dataset['target']
X= dataset. drop(['target'], axis = 1)
X_train,X_test,Y_train,Y_test = train_test_split(X,Y, test_size = 0. 33, random_state = 0)
```

K 近邻模型:

```
knn_scores = []
for K in range(1,21):
    knn_classifier = KNeighborsClassifier(n_neighbors = K)
    knn_classifier. fit(X_train, Y_train)
    knn_scores. append(knn_classifier. score(X_test, Y_test))
```

knn_scores 包含了不同 k 值对应的模型评估分数,下面绘制图像(见图 3.9),查看最佳 k 值。

```
plt. plot([K for K in range(1, 21)], Knn_scores, color = 'red')
for i in range(1,21):
    plt. text(i, Knn_scores[i-1], (i, Knn_scores[i-1]))
plt. xticks([i for i in range(1, 21)])
plt. xlabel('Number of Neighbors (K)')
plt. ylabel('Scores')
plt. title('KNeighbors Classifier scores for differentKvalues')
```

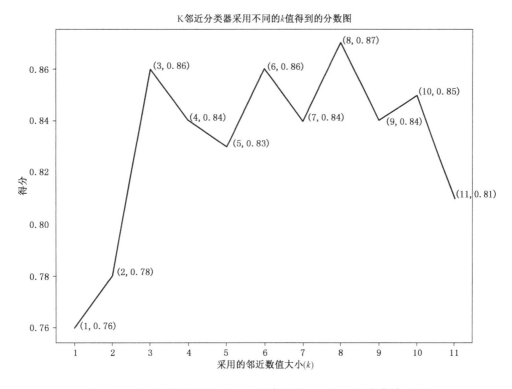

图 3.9　心脏病数据集 KNN 分类器的 k 值—准确率变化图

$k=8$ 时，分数最高，为 0.87，因此选择 k 值为 8。

确定了 k 值也生成了分类器，后面只需要对需要预测的数据采用 $k=8$ 的 KNN 分类器进行预测即可。

```
knn_classifier = KNeighborsClassifier(n_neighbors = 8)
knn_classifier.fit(X_train, Y_train)
knn_classifier.predict(X_test)
```

预测结果如下（仅为举例，具体数据由输入的 X_test 来决定）：

```
array([0, 0, 0, 0, 0, 1, 0, 0, 0, 0, 1, 1, 0, 1, 1, 1, 0, 1, 0, 1, 1, 0,
       0, 0, 1, 0, 0, 0, 1, 1, 0, 0, 1, 1, 1, 0, 0, 1, 0, 0, 1, 1, 1, 0,
       0, 1, 1, 0, 0, 1, 1, 1, 1, 1, 1, 0, 1, 1, 1, 1, 1, 1, 1, 1, 1, 1,
       1, 0, 1, 1, 1, 1, 1, 0, 0, 1, 0, 0, 1, 0, 0, 0, 0, 1, 0, 1, 0, 0,
       1, 0, 0, 1, 0, 0, 1, 0, 0, 0, 1, 0], dtype=int64)
```

通过上面心脏病预测的学习，相信读者能够完全明白如何使用 KNN 分类器来解决一个实际的项目问题了，所有采用 K 近邻法解决的问题，流程都是一致的。首先确定距离度量，基于规定的距离度量和 sklearn 自带的 KNN 分类器，通过枚举法测试出最合适的 k 值大小，之后导入训练数据，测试数据根据多数表决法来判定其对应属于哪一个种类。

相信大家以本项目为例，可以类比地解决其他同类的项目问题。

3.7 练习与拓展

1. 思考一下生活中有哪些 K 近邻法的应用场景。

2. K 近邻法有哪些优点和缺点？

3. K 近邻法在分类上如何应用？

4. K 近邻法在回归上如何应用？

5. 除了教材中医学领域应用，哪些领域可以应用 K 近邻法？

6. K 近邻法解决不了什么类型的问题？

7. K 近邻法解决的问题用书中别的方法可以解决吗？

8. 尝试动手实现一下开源数据集的肿瘤类型预测吧！

第4章 决策树分类及医学应用

在数据挖掘中,分类是一项重要的任务,分类的目标是基于训练样本中属于不同类的知识来对新样本进行准确的预测。分类技术被广泛应用于医学诊断、图像模式识别等领域。分类的准确性直接影响到数据挖掘的结果。分类精度越高,数据挖掘的精度越高。准确的数据分类在数据挖掘中是非常重要的。

决策树模型是分类算法中常用的一种机器学习预测模型,利用与特征和特征值对应的映射,可以很好地处理分类问题。决策树算法相对简单,其原理是利用特征向量和类别,训练样本集,构造对应的决策树用于分类。对于大数据源,可在短时间内做出预测且分类效果好。其算法复杂度是线性的,相对于其他算法数据处理效率高,适合实时分类,但预测具有连续属性的样本较为困难,连续属性对应的类别过多,会导致错误率迅速增加,常用的决策树算法有ID3、C4.5、QUEST、CART等。

本章将先后介绍决策树分类的基本概念、决策树分类的经典算法 CART 算法以及其实现等有关内容,最后再探讨一下决策树分类在医学方面的应用。

4.1 决策树分类概论

决策树(Decision Tree)是机器学习领域应用比较广泛的一种分类模型,它将数据的离散属性作为分类的依据,碰到特征属性为连续时则需对其进行离散化,其属于有监督的机器学习分类算法。

4.1.1 决策树分类的起源

决策树的思想起源很简单,俗话说,"朝霞不出门,晚霞行千里",这就是决策树的思想。如果今天有朝霞,你可以预测今天会下雨;如果看到晚霞,那就意味着天气很好,不会下雨。在这里面其实是一个 if-else 的分支判断。

1966 年,CLS 学习系统中就已经提出决策树算法的概念。

1979 年,J.R. Quinlan 给出 ID3 算法原型。

首先,通过一个简单的例子进一步说明决策树的本质。假设通过【年龄】【职业】【收入】来预测该用户是否会购买某个产品。

第一步通过【年龄】来判断,如果＜10 不会购买,＞10 不确定。当 age＞10 时判断【职业】,如果是学生,则不会购买;如果是医生会购买;如果是律师不确定。进一步在 age＞10 和职业为律师的基础上根据其【收入】进行判断,如果信誉高的话,会购买,否则不会购买。

上述判断,其实生成了一棵决策树。

决策树从第一次判断到判断结束形成的一条属性判别路径就对应着一条判定规则,通过这种方式形成的决策树规则很容易转换成分类规则。

决策树的本质是从数据集中归纳出一组分类规则。

4.1.2　基本概念

决策树模型形似一棵倒过来的树,与数据结构中的树模型类似。决策树中的非叶节点对应的是根据分类阈值对数据中的某一属性进行判断,判断结束后再继续下一个节点的判断,直到走完任意一条从根节点到叶节点的路线,得到分类结果对应的叶节点。一棵简单的决策树如图 4.1 所示。

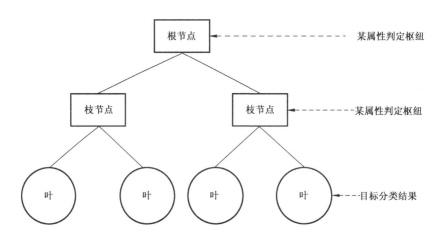

图 4.1　一棵简单的决策树

如图 4.1 所示,根节点通过属性判定生长出两个或以上的枝节点或叶节点,每个枝节点再按照属性判定生长出新的枝节点或叶节点,直到分出最后符合目标分类结果的叶节点。

决策树的算法主要包括决策树的生成和决策树的剪枝两个部分,我们简单总结它们的主要步骤。

(1)决策树的生成

主要步骤如下:

1)确定目标类别的分类属性和特征属性集。

2)在特征属性集中选择使分类纯度最高的属性,作为决策属性。

3）按照决策属性的不同取值范围,将训练数据进行分组,生成对应的数据子集。

4）在生成的数据子集上重复执行 2）、3）步骤,直到满足三个条件之一,便停止决策树的生成:任一数据子集中的所有样本同属一类或特征属性集无法继续分解或数据子集中所有样本对应的特征属性取值完全相同。

（2）决策树的剪枝

在创建决策树时,由于数据中的噪声和某些样本特征的离群现象,训练数据中的异常点会被单独分在某些决策分支中,这种情况被称为决策树模型的过拟合。我们可以通过剪枝来处理这种过度拟合问题。常用的剪枝方法有两种:先剪枝和后剪枝。

先剪枝:通过提前停止树的构造来对树进行剪枝,一旦停止,该节点便成为叶节点。

后剪枝:决策树经过训练,生成全部树形模型之后,从最底层的叶节点与其枝节点开始考察,删除枝节点用叶节点替换,若替换后的测试误差减小,则保留剪枝操作,否则不进行剪枝。

（3）决策树的特点

1）决策树模型是一种构建分类模型的非参数方法。

2）决策树模型常采用贪心算法和自顶向下进行递归划分的策略。

3）决策树模型建立模型较快,分类也较快,相对容易理解。

4）决策树模型是对离散值进行分类的代表算法。

5）决策树模型对噪声的干扰具有一定的健壮性。

4.1.3 决策树的用途

决策树算法具有许多优点:(1)决策树模型条理清晰,可读性好,易于掌握,具有描述性,可用于人工分析;(2)决策树模型程序严谨,只需标记数据即能自行训练,自主将定性与定量的分析方法结合;(3)决策树模型效率高,针对某一类问题只需构建一次决策树,应用性强。"从场景出发",在解决具体的问题时,决策树算法的这些优点就会被使用者考虑在内。早期,决策树主要解决简单的二分类问题,其在入侵行为检测、预测客户是否继续购买某项服务的概率等训练数据集较少、数据间关联性较小的应用场景中表现更好。随着对决策树算法的深入研究,其基于选择分支的分类思维被移植到其他领域,特别是在金融决策领域以及医疗疾病诊断领域,决策树算法的准确性和高效性使其得到了广泛的应用。

决策树应用领域较为广泛,已经成功地应用于许多领域的分类,如商业、医学、制造和生产、金融分析、天文学和分子生物学等。决策树在国内外医学中的应用情况主要有疾病诊断治疗、基因与高分子序列分析、医院信息系统挖掘、医疗政策分析、医疗卫生保健、医疗资源利用评价等。

4.1.4　决策树分类常见算法

我们从决策树模型的算法原理中不难看出,决策树分类的核心步骤是为分类属性选择最具判别力的特征属性进行划分,而且这一步骤需要反复运行。在建立了决策属性之后,根据当前决策节点属性的不同值对训练数据进行分组,生成多个数据子集对应不同的分类结果。因此,决策属性的选择几乎决定决策树模型的优劣。决策树很多不同的算法是根据决策属性的选择方法而产生的。

所谓决策属性的选择方法就是机器学习中的特性选择方法,只不过,通常的情况是只针对离散型的属性进行特性选择分析,连续型的属性需要首先离散化,再进行特性选择分析。在典型的决策树算法中,常见的决策属性的选择方法有:通过信息增益、信息增益率、Gini 指数的计算选择决策属性,基于卡方的统计检验方法和基于 G 统计量的方法等。

典型的决策树算法主要有:

ID3 算法:通过计算属性的信息增益来选择决策属性,某种属性的值越多,越会被选为决策属性。

C4.5 算法:试图克服 ID3 的这种决策属性选择的偏倚,它使用信息增益率概念,规范化信息增益,剥离其与数量之间的关系,来确定决策属性。

C5.0 算法:在 C4.5 算法的基础上,以信息熵的下降速度来确定决策属性及其分割阈值,通常不需要很多训练次数进行估计,具有一定的稳定性。

CHAID 算法:使用卡方检验作为树分类的基本方法,只适用于离散型分类属性。

QUEST 算法:是对 CHAID 改进后的算法,将变量选择和分叉点选择分开进行,可适用于任何类型的分类属性。克服了 CHAID 某些缺点,在变量选择上基本无偏。

CART 算法:采用二分分割,递归地将训练样本数据划分成两个数据子集,因此利用该算法构造的决策树是二叉决策树。

4.2　CART 算法原理

决策树分类有很多算法,本书选择其中比较经典的 CART 算法进行介绍,后续章节还有算法对应的实现流程,以及一个在医学方面的简单应用案例。

与 CART 算法类似,ID3 算法中使用了信息增益选择决策属性。C4.5 算法中,采用信息增益率选择决策属性。而 CART 分类决策树算法使用 Gini 系数来代替信息增益率,Gini 系数代表了模型的不纯度,Gini 系数越小,不纯度越低,特征越适合用于决策。这和信息增益或信息增益率的计算方式相反。

CART 算法既可以做分类树,也可以做回归树,当目标类别属性是连续数值时,采用平方误差作为分裂点的依据,生成回归树,输出的预测值为叶节点的均值,是连续值;当目标类别属性是离散值时,采用 Gini 系数作为分裂点的依据,生成分类树,输出的预测值为所分类别,是离散值。

CART 算法的基本过程如表 4.1 所示。

表 4.1　CART 算法描述

输入:训练数据集 D;Gini 系数阈值;停止条件。

建树流程:

(1) 对于训练数据集 D,对每一个特征 A,根据对应的值 a 测试,把 D 分为 D_1 和 D_2 两部分,计算对 D 的 Gini 系数。

(2) 在所有的特征 A 和对应的切分点 a 中,选择 Gini 系数最小的特征及其切分点,从现节点中生成两个子节点,并将对应的 D_1 和 D_2 分配到子节点中。

(3) 对生成的子节点递归重复(1)、(2)步骤,直到满足停止条件。

输出:CART 二叉决策树 T。

CART 算法对连续值的处理:连续的特征离散化。

具体思路:取 m 个样本的连续特征 A,从小到大排列为 $a_1,a_2,\cdots,a_m$,则计算相邻两样本值的平均值作为划分点,得到 $m-1$ 个划分点,其中第 i 个划分点 T_i 表示为 $T_i=(a_i+a_{i+1})/2$。分别计算以这 $m-1$ 个点作为二元分类点时的 Gini 系数。选择其中 Gini 系数最小的点为该连续特征的二元离散分类点。例如 Gini 系数最小的划分点为 T_k,则当样本的 a 值小于 T_k 时标记为类别 1,大于 T_k 时标记为类别 2,这样就做到了连续特征的离散化。

CART 算法对离散值的处理:不停的二分离散特征。

在 ID3、C4.5 中,假如特征 A 被选择为决策属性,对应的取值被划分为两个以上的类别,例如 A_1、A_2、A_3,则其会直接在决策树上建立拥有三个叶节点的枝节点,这样的决策树是多叉决策树。

CART 采用的是不停的二分。例如在上面的例子中,在从枝节点向下分出叶节点时会考虑把特征 A 分成 $\{A_1\}$ 和 $\{A_1,A_2\}$、$\{A_2\}$ 和 $\{A_1,A_3\}$、$\{A_3\}$ 和 $\{A_1,A_2\}$ 三种情况,找到 Gini 系数最小的组合,比如 $\{A_2\}$ 和 $\{A_1,A_3\}$,然后建立二叉树节点。由于这次没有把特征 A 的取值完全分开,后面 A_1 和 A_3 仍然有机会通过选择特征 A 作为决策属性继续将其二叉分解。这和 ID3、C4.5 不同,在 ID3 或 C4.5 的一棵子树中,离散特征只会参与一次节点的建立。

CART 算法缺点:

(1) ID3、C4.5、CART 都是选择一个最优的特征做分类决策,但大多数分类决策不是由某一个特征决定,而是一组特征。这样得到的决策树更加准确,这种决策树叫多变量决策树(Multi-variate Decision Tree)。在选择最优特征的时候,多变量决策树不是选择某一个最优特征,而是选择一个最优的特征线性组合做决策。代表算法为 OC1。

(2)样本发生一点点改动,树结构剧烈改变。这个可以通过集成学习里面的随机森林之类的方法来解决。

4.3 CART 算法的实现

上一小节我们介绍了 CART 算法的基本思想和主要过程,下面我们将通过代码实现以及算例进一步了解 CART 算法(代码参考 https://ishare.iask)。

4.3.1 代码实现

使用 Python 的机器学习库。

(1)从 Python 库中导入相关应用包

```python
import numpy as np
import scipy as sp
from sklearn import tree
from sklearn. metrics import precision_recall_curve
from sklearn. metrics import classification_report
from sklearn. model_selection import train_test_split
```

(2)从本地文件中加载数据集

```python
data=[]
labels=[]
with open(". /1. txt") as ifile:
    for line in ifile:
        tokens=line. strip(). split(' ')
        data. append([float(tk) for tk in tokens[:-1]])
        labels. append(tokens[-1])
x=np. array(data)
labels=np. array(labels)
y=np. zeros(labels. shape)
y[labels=='thin']=0
y[labels=='fat']=1
```

（3）将数据集按照 8∶2 的比例划分为训练集和测试集

```
x_train, x_test, y_train, y_test＝train_test_split(x, y, test_size＝0.2)
```

（4）使用 Gini 系数作为划分标准，对决策树进行训练

```
clf＝tree.DecisionTreeClassifier(criterion＝'gini')
print(clf)
clf.fit(x_train, y_train)
```

（5）把决策树写入文件

```
with open("tree.dot", 'w') as f:
        f＝tree.export_graphviz(clf, out_file＝f)
print(clf.feature_importances_)
```

（6）输出测试结果

```
answer＝clf.predict(x_train)
print(x_train)
print(answer)
print(y_train)
print(np.mean( answer ＝＝ y_train))
precision, recall, thresholds＝precision_recall_curve(y_train, clf.predict(x_train))
answer＝clf.predict_proba(x)[:,1]
print(classification_report(y, answer, target_names＝['thin', 'fat']))
```

4.3.2　算例

下面对上一节中给出的 Python 实现代码例子中的数据和结果进行分析。

这个例子的任务是用输入的身高和体重训练一个决策树分类器，当给出一个新的身高体重样本，分类器能判断出该样本对应的是"胖"还是"瘦"。

所使用的训练数据保存在 txt 文件中，如表 4.2 所示。

表 4.2　胖瘦分类训练数据

身高/m	体重/kg	类标签（胖或瘦）
1.50	50	瘦/0
1.50	60	胖/1
1.60	40	瘦/0

续表 4.2

身高/m	体重/kg	类标签(胖或瘦)
1.60	60	胖/1
1.70	60	瘦/0
1.70	80	胖/1
1.80	60	瘦/0
1.80	90	胖/1
1.90	70	瘦/0
1.90	80	胖/1

由上表可知,该数据集一共有 10 个样本,分别属于"胖"和"瘦"两种类别,用标签表示为"1"和"0",每个样本都有 2 个属性特征,分别是身高(m)和体重(kg)。

学习和训练决策树是非常耗时的。因此,在训练一棵决策树之后,可以将其保存下来,当处理相同问题的新样本时,只需要直接加载已训练过的决策树模型即可,可大大节省时间成本。

此示例代码中的决策树结构已写入 tree.dot。打开文件可以看到有关决策树的分类信息,并可直接根据该文件绘制决策树。

```
digraph Tree {
node [shape=box] ;
0 [label="X[1] <= 75.0\ngini=0.469\nsamples=8\nvalue=[3, 5]"] ;
1 [label="X[0] <= 1.7\ngini=0.48\nsamples=5\nvalue=[3, 2]"] ;
0 -> 1 [labeldistance=2.5, labelangle=45, headlabel="True"] ;
2 [label="X[1] <= 50.0\ngini=0.444\nsamples=3\nvalue=[1, 2]"] ;
1 -> 2 ;
3 [label="gini=0.0\nsamples=1\nvalue=[1, 0]"] ;
2 -> 3 ;
4 [label="gini=0.0\nsamples=2\nvalue=[0, 2]"] ;
2 -> 4 ;
5 [label="gini=0.0\nsamples=2\nvalue=[2, 0]"] ;
1 -> 5 ;
6 [label="gini=0.0\nsamples=3\nvalue=[0, 3]"] ;
0 -> 6 [labeldistance=2.5, labelangle=-45, headlabel="False"] ;
}
```

输出的分类预测统计表如表4.3所示。

表4.3 胖瘦分类预测统计表

	准确率		召回率		F1得分		支持度			
胖	1.00		1.00		1.00		5			
瘦	1.00		1.00		1.00		5			
总计	1.00		1.00		1.00		10			
类标签	0	1	0	1	0	1	0	1	0	1
预测标签	0	1	0	1	0	1	0	1	0	0

如上述结果所示,训练数据的准确率是100%,对所有数据进行测试时也全部预测正确。

这表明,本例中的决策树很好地模拟了训练集的分类规则,对于特征数少的小样本数据,其分类效果不错。

4.4 医学应用

4.4.1 问题描述

乳腺癌是女性常见的癌症,有着较高的致死率,因此对疑似乳腺癌的患者样本进行诊断具有重要的意义。随着机器学习的发展,许多分类算法都已应用于癌症的辅助诊断,本章我们将在一个具体的乳腺癌数据集上,利用决策树模型尝试解决乳腺癌分类问题。

本次任务我们采用的威斯康星乳腺癌数据集(https://archive.ics.uci.edu/ml/machine-learning-databases/breast-cancer-wisconsin/)是一个非常经典的用于医疗病情分析的数据集,来自美国威斯康星州的乳腺癌诊断数据集。医疗人员采集了患者乳腺肿块经过细针穿刺(FNA)后的数字化图像,并且对这些数字图像进行了特征提取,这些特征可以描述图像中的细胞核呈现。

数据集包括569个病例的数据样本,每个样本具有30个特征。样本共分为两类:恶性(Malignant)和良性(Benign)。

其中主要的特征信息如下:

属性信息:

ID——身份证号码

Diagnose——诊断结果(M=恶性,B=良性) 其中'B'代表良性,包含357例;'M'代表恶性，包含 212 例。

计算每个细胞核的 10 个实值特征：

（1）radius_mean：半径（从中心到周界各点的平均距离）；

（2）texture_mean：纹理（灰度值的标准偏差）；

（3）perimeter_mean：周长；

（4）area_mean：面积；

（5）smoothness_mean：平滑度（半径长度的局部变化）；

（6）compactness_mean：密实度/紧密度（周长^2/面积－1.0）；

（7）concavity_mean：凹度（轮廓凹陷部分的严重程度）；

（8）concave points_mea：凹点（轮廓凹面部分的数量）；

（9）symmetry_mean：对称性；

（10）fractal_dimension_mean：分形维数（"海岸线近似值"－1）。

根据以上十个特征计算其 mean,se,worst：

包含 mean 的数据——平均值。

包含 se 的数据——标准误差。

包含 worst 的数据——最差值或最大值（三者中的平均值最大值），是最严重的数据样例（最坏值）。

为每个图像样本计算这些特征,总共得到 30 个特征。

4.4.2　基于 CART 算法的乳腺癌分类解决方案

在该数据集的背景下,采用决策树分类的 CART 算法解决乳腺癌的分类和预测问题。

案例的 Python 实现代码如下（代码参考：https://github.com/JuliaAI/DecisionTree.jl）：

（1）从 Python 库中导入相关应用包和数据集

```
import matplotlib. pyplot as plt
import numpy as np
from sklearn import tree
from sklearn. tree import DecisionTreeClassifier
from sklearn. datasets import load_breast_cancer
```

（2）将数据集按照 8∶2 的比例划分为训练集和测试集

```
def load_dataset(split_ratio=0.8)：
    breast_cancer=load_breast_cancer()
    train_mask=np.random.choice(len(breast_cancer.data)，int(len(breast_cancer.data) * split_
ratio)，replace=False)
    base_array=np.array([i for i in range(0，len(breast_cancer.data))])
    test_mask=np.delete(base_array，train_mask，axis=0)
    x_train=breast_cancer.data[train_mask]
    y_train=breast_cancer.target[train_mask]
    x_test=breast_cancer.data[test_mask]
    y_test=breast_cancer.target[test_mask]
    return (x_train，y_train)，(x_test，y_test)
    (x_train，y_train)，(x_test，y_test)=load_dataset()
```

（3）配置模型,创建决策树分类器,暂不进行剪枝

```
clf=DecisionTreeClassifier(criterion='gini')
clf=clf.fit(x_train，y_train)
y_hat=clf.predict(x_test)
acc=0
for i in range(len(y_hat))：
    if y_hat[i] == y_test[i]：
        acc=acc + 1
acc=acc / len(y_hat)
print("accuracy:"，acc)
```

经测试,得到其预测的准确性如下:

accuracy：0.9298245614035088

将上一步训练好的决策树在预测集上的分类结果绘制出来,与真值进行比较,观察预测值与真值之间的差距。

```
plt.figure()
plt.plot(y_hat[:20]，'o'，color='r'，label='y predict')
plt.plot(y_test[:20]，'s'，color='b'，label='y test')
plt.xlabel('samples')
```

```
plt. ylabel('label')

plt. title('breast cancer predict：classifier tree VS test set')

plt. legend()

plt. savefig('decision_tree_breast_cancer. png')

plt. show()
```

其中圆点为决策树的分类预测结果，方块为原始数据集的类型值（真值），两者相同，则两个点被覆盖；预测出错时，两者不重合，结果如图 4.2 所示。

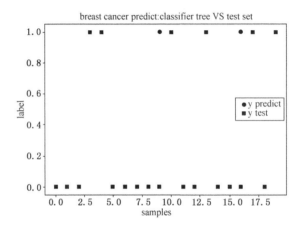

图 4.2　乳腺癌分类预测值对比图

将决策树进行保存，并显示：

```
import graphviz

dot_data＝tree. export_graphviz（clf, out_file＝None, feature_names＝['mean radius', 'mean tex-
ture', 'mean perimeter', 'mean area', 'mean smoothness', 'mean compactness', 'mean concavity',?'mean
concave points', 'mean symmetry', 'mean fractal dimension', 'radius error', 'texture error', 'perimeter
error', 'area error', 'smoothness error', 'compactness error', 'concavity error', 'concave points error', '
symmetry error', 'fractal dimension error', 'worst radius', 'worst texture', 'worst perimeter', 'worst are-
a', 'worst smoothness', 'worst compactness', 'worst concavity', 'worst concave points',?'worst symme-
try', 'worst fractal dimension'], class_names＝['malignant', 'benign'], filled＝True, rounded＝True,
special_characters＝True）

graph＝graphviz. Source(dot_data)

graph. render("breast_cancer_classifier_{}". format(acc))
```

其未剪枝时的完整结构如图 4.3 所示。

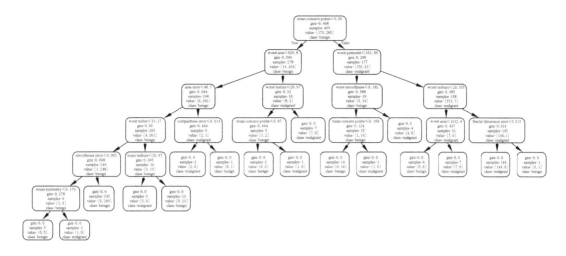

图4.3 未剪枝决策树图

（4）测试使用不同正则化系数 alpha 值对决策树剪枝

```
alpha＝np. linspace(0，0.4，200)

accuracy＝[]

for a in alpha：

    clf＝DecisionTreeClassifier(criterion＝'gini'，ccp_alpha＝a)

    clf＝clf. fit(x_train，y_train)

    y_hat＝clf. predict(x_test)

    acc＝0

    for i in range(len(y_hat))：

        if y_hat[i] ＝＝ y_test[i]：

            acc＝acc ＋ 1

    acc＝acc / len(y_hat)

    accuracy. append(acc)

    print("alpha＝{:.4f}，accuracy＝{:.4f}". format(a，acc))

accuracy＝np. array(accuracy)

plt. figure()

plt. plot(alpha，accuracy)

plt. xlabel('alpha')

plt. ylabel('accuracy')

plt. title('tree pruning：alpha-accuracy')

plt. legend()

plt. show()
```

运行结果如图4.4所示。

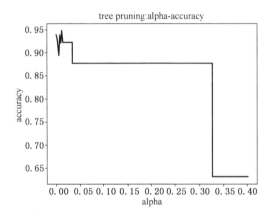

图 4.4　正则化系数 alpha 值对决策树剪枝精度影响图

根据剪枝的结果,我们可以得到,当 alpha=0.012 1, accuracy=0.947 4 时,达到分类最高准确度,然后随着 alpha 的增加,准确度开始降低。

正则化系数的增加,意味着决策树多余叶节点被不断剪掉,决策树的规模变小,与此同时,分类准确率先增后减,最高分类准确率对应的正则化系数 alpha 就是在实际中要找的最优系数,得到的分类决策树是最优解。

4.4.3　结果分析

选择 alpha=0.012 1 代入决策树分类模型预测得到最终分类决策树的结果如图 4.5 所示。

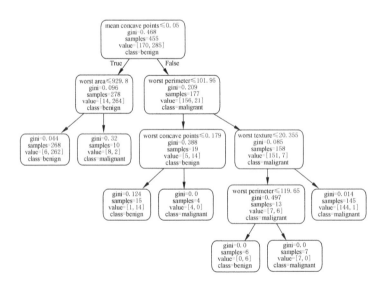

图 4.5　取 alpha=0.012 1 时决策树剪枝图

该决策树选择 concave points 为第一个分类特征,然后依次选择 worst area,perimeter 等继续子树分类。

如图 4.6 所示,除叶节点外,每个树节点包含的信息有:①属性特征:例如 worst concave points,表示在经过该节点时,需要对该属性进行判断继续分类;②gini:Gini 系数,每经过一个节点,数值集都被再次划分,重新计算其 Gini 系数,随着分类的继续,节点的 Gini 系数在不断变小,说明数据集被分之后的"不纯

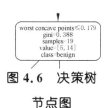

图 4.6 决策树
节点图

度"在减小,说明数据集被划分得越来越"纯",某些节点的"不纯度"甚至降为"0";③samples:子集样本容量,根节点的样本容量等于训练数据集样本容量,即 455;④value:样本中不同类别的数量,例如 worst concave points 节点中为"Malignant"(恶性)类的有 5 个样本,为"Benign"(良性)类的有 14 个样本;⑤class:该分类节点的分类结果,根据 value 中的不同类别的数量比较,选择样本数量更多的一类为该节点赋值,例如 worst concave points 节点的分类结果为"Benign"(良性)。

得到的分类报告如表 4.4 所示。

表 4.4 乳腺癌分类预测报告

	准确率	召回率	F1 得分	支持度
无	0.91	0.95	0.93	42
有	0.97	0.94	0.96	72
精确度			0.95	114
平均	0.94	0.95	0.94	114
加权平均	0.95	0.95	0.95	114

由分类报告可以看出,CART 算法的表现还不错,准确率和召回率都在 95% 左右,本次数据集的分类预测结果表现良好。

4.5 讨论与总结

本章首先介绍了数据挖掘研究领域中决策树分类算法的来源、基本概念,决策树分类的相关用途和在医学方面的相关应用,以及一些常见的决策树分类算法,重点介绍了其中 CART 算法的原理及其 Python 实现。最后结合具体医学应用案例实现 CART 算法在医学方面的简单应用。

4.6 练习与拓展

1. 什么是决策树分类？

2. 请简要说明决策树分类的基本思想。

3. 请举出一个决策树分类在医学领域的应用例子。

4. 简述 CART 算法的实现步骤。

5. 结合本章给出的例子，提出一个待解决的问题，并尝试用本章提供的方案解决该问题。

第 5 章　支持向量机及医学应用

支持向量机(Support Vector Machine,SVM),提到它就不得不说一下和它相似的感知机,两种算法的本质都是用一个超平面解决二分类问题,但支持向量机更加有优势。感知机的目标是能够最大限度地正确划分数据集,在训练集上通常能达到很高的正确率,但是很容易造成过拟合,泛化能力较弱。而支持向量机能够在追求正确分类的同时,一定程度上避免过拟合的出现。

运用支持向量机可以根据一些特征对未知的数据进行分类与回归。比如,可以通过患者的各项指标判断其是否患病:我们可以通过已有的数据训练出一个分类的模型,然后把患者的各项指标输入进去,经过模型的分类,最终得出患者是否患病的预测结果,从而辅助医生进行判断。

本章将简要介绍支持向量机的起源与基本概念,然后分别介绍三种支持向量机:线性可分支持向量机、线性支持向量机和非线性支持向量机,介绍支持向量机求解过程中用到的方法。最后展示支持向量机算法的实现及在医学方面的应用。

5.1　支持向量机概论

5.1.1　支持向量机的起源

在 1963 年,弗拉基米尔·万普尼克(Vladimir N. Vapnik)和亚历克塞·泽范兰杰斯(Alexey Ya. Chervonenkis)发明了最原始 SVM 算法。由于这种方法使用了统计的方法,故区别于其他的机器学习算法。此后随着模式识别的研究与 VC 维的提出,SVM 逐渐成为统计学习理论的一部分。1992 年,Bernhard E. Boser,Isabelle M. Guyon 和 Vladimir N. Vapnik 通过将核技巧引入支持向量机,使其能够解决非线性问题。1993 年,Vapnik 和 Corinna Cortes 提出了软间隔的非线性支持向量机。

5.1.2　支持向量机的基本概念

支持向量机是一种定义在特征空间上的间隔最大的二分类线性分类器。间隔最大化是其特有的学习方式。SVM 可以根据给定的训练示例构建一个非概率二元线性分类器,当一个没有被分类的示例到来时,能够将此示例分配到两个类别中的一个。

支持向量机不仅能驾驭线性分类任务,当使用核技巧时,通过将输入的特征映射到更高维,将原本维度线性不可分的变为高维线性可分的。通过这样的转换,支持向量机也能适用于非线性分类任务。

支持向量机根据模型的复杂程度分为三种:线性可分支持向量机、线性支持向量机和非线性支持向量机,这三种在本章会详细介绍。

5.1.3 支持向量机的用途

支持向量机作为一种有监督的学习方法,广泛应用于机器学习、模式识别等各个领域,包括医疗诊断、自然语言处理、图像识别、生物信息学等,在统计分类和回归分析中均表现出优异的性能。

(1)用于文本分类。通过将词语或句子转化为特征向量,进而实现分类任务。在很多场景中,运用支持向量机可以用较少的带标签数据学习到很棒的模型。

(2)用于图像分类。与传统的分类方法相比,支持向量机在准确度和效率上表现更好。

(3)用于手写字体识别。在手写体数字图片的分类任务中能够展现出良好的性能。

(4)用于医疗诊断。通过对已有病例的学习,能建立起具有很好性能的分类模型,在临床上辅助医生进行诊断。

(5)用于研究生物信息学。因其具有处理高维特征的优势,所以在蛋白质分类、基因序列识别方面表现出很好的适用性。

5.2 三种支持向量机

5.2.1 线性可分支持向量机

线性可分支持向量机是通过硬间隔最大化学习到的一种线性二分类模型,适用于线性可分的数据集。由于求解过程中使用了硬间隔,故又称为硬间隔支持向量机。

假设存在一个线性可分的二分类问题,$D = \{(X_1, y_1), (X_2, y_2), (X_3, y_3), \cdots, (X_n, y_n)\}$,其中 $X_i \in \mathbf{R}^d$,$y_i \in \{-1, 1\}$,$i = 1, 2, 3, \cdots, n$,X_i 为第 i 个特征向量,$X_i = [x_1, \cdots, x_d]$,每个特征向量中包含 d 个特征。$y = -1$ 表示负类;$y = +1$ 表示正类,(X_i, y_i) 表示一个样本点。

线性可分支持向量机的目的是尽可能通过一个分离超平面将实例分为两部分,并且使两类之间的间隔最大化。这个分离超平面用方程表示为 $w^{\mathrm{T}}X + b = 0$,其法向量是 w,截距是 b,此超平面也可以表示为 (w, b)。

如图 5.1 所示,当一个数据集线性可分的时候,会找到无穷多个分离超平面将其分为两类。感知机求出来的分离超平面只是尽可能地将所有样本分类正确,可能存在过拟合的问题,而且其分离超平面也不是唯一的,如图 5.1 虚线所示。但支持向量机通过间隔最大化的方式求解分离超平面,这种方式求出来的超平面是最优超平面,故其也是唯一的,如图 5.1 实线所示,最优超平面能够有效屏蔽一些噪声数据。

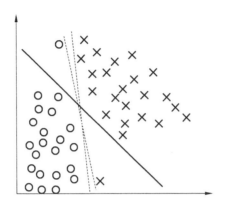

图 5.1　SVM 与感知机

在这里我们给出线性支持向量机的定义,即在数据集线性可分的前提下,通过间隔最大化或求解转换后的凸二次规划问题得到的分离超平面为:$w^{\mathrm{T}}X + b = 0$,其决策函数为 $f(X) = \mathrm{sign}(w^{\mathrm{T}}X + b)$,称其为线性可分支持向量机。

分类问题的目的就是在数据集上找到一个超平面,将不同类别的样本分开。但是如图 5.1 所示,能将样本分开的超平面不止一个,那么如何才能找到最优超平面呢?

在一个数据集上,我们将分类的超平面表示为 $w^{\mathrm{T}}X + b = 0$,其中超平面的方向为 w 的方向;与原点之间的距离为 b。

所以每个样本点 X 到超平面(w,b)的距离表示为

$$r = \frac{|w^{\mathrm{T}}X + b|}{\|w\|} \tag{5-1}$$

其中,$\|w\|$ 为 w 的 L_2 范数。

若超平面(w,b)可以将数据集正确分类,我们规定法向量指向的一侧为正类,另一侧为负类。所以对于任何一个样本点$(X_i, y_i) \in D$,我们可以得到当 $y_i = +1$ 时,$w^{\mathrm{T}}X_i + b > 0$;当 $y_i = -1$ 时,$w^{\mathrm{T}}X_i + b < 0$。所以得到

$$\begin{cases} w^{\mathrm{T}}X_i + b \geqslant +1, y_i = +1 \\ w^{\mathrm{T}}X_i + b \leqslant -1, y_i = -1 \end{cases} \tag{5-2}$$

在数据集中,存在距离超平面最近的几个样本点使得上式的等号成立,在图 5.2 中就是

圈起来的点,我们称其为"支持向量"(Supportvector)。我们规定两个异类支持向量到超平面的距离和为

$$r = \frac{2}{\|w\|} \tag{5-3}$$

这个距离和被称为"间隔"(Margin)。

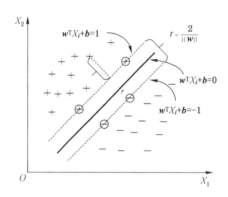

图 5.2　间隔与支持向量

现在我们能够通过一个点距离超平面的远近来表示分类预测的确信程度。我们假设在某数据集上已经确定好了超平面(w, b),故我们可以用$|w^T X_i + b|$来表示样本点X_i到超平面的距离。而$w^T X_i + b$的符号与类标记y_i的符号一致则表示分类正确,反之则分类错误。所以我们可以用$y_i(w^T X_i + b)$来表示分类的正确性和确信度,记作:

$$\hat{r}_i = y_i(w^T X_i + b) \tag{5-4}$$

这就是函数间隔。我们将所有函数间隔中的最小值定义为

$$\hat{r} = \min \hat{r}_i, i = 1, \cdots, n \tag{5-5}$$

函数间隔可以体现出分类的正确性和确信度。然而,仅通过函数间隔去选择最优超平面是不够的。这是因为当我们按比例改变参数w和b时,超平面并没有改变,但是函数间隔却发生了改变。因此可以对w, b做一些约束,这样我们就会得到几何间隔。

在图 5.3 中我们给出了超平面(w, b)及其法向量w,点 A 表示一个正例,类标记为$y_i = +1$,所以点 A 到超平面的距离为

$$r_i = \frac{w^T X_i + b}{\|w\|} \tag{5-6}$$

仔细观察公式(5-6)可以发现此公式就是点到平面的距离。

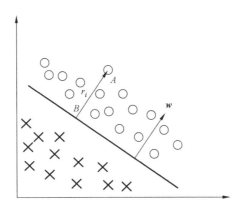

图 5.3 几何间隔

当 $y=-1$ 时，同理得公式(5-7)，用来表示负例到超平面的距离为

$$r_i = -\left(\frac{\boldsymbol{w}^{\mathrm{T}}X_i+\boldsymbol{b}}{\|\boldsymbol{w}\|}\right) \tag{5-7}$$

所以当样本点被正确分类时，样本点与超平面的距离为

$$r_i = y_i\left(\frac{\boldsymbol{w}^{\mathrm{T}}X_i+\boldsymbol{b}}{\|\boldsymbol{w}\|}\right) \tag{5-8}$$

我们把这个距离称作几何间隔，如图 5.3 所示。

类似地，我们定义所有几何间隔中的最小值为

$$r = \min r_i, i=1,\cdots,n \tag{5-9}$$

通过函数间隔和几何间隔的推导(公式(5-4)~公式(5-9))我们可以发现如下规律：

$$r_i = \frac{\hat{r}_i}{\|\boldsymbol{w}\|} \tag{5-10}$$

$$r = \frac{\hat{r}}{\|\boldsymbol{w}\|} \tag{5-11}$$

由公式(5-10)和公式(5-11)可知当 $\|w\|=1$ 时，函数间隔等于几何间隔。

至此求解间隔最大的分离超平面可表示为公式(5-12)的约束优化问题，这里是要求所有实例均满足约束条件，所以此处的间隔也称为"硬间隔"。

$$\begin{cases} \max_{\boldsymbol{\omega},\boldsymbol{b}} r \\ \mathrm{s.\,t.\ } y_i\left(\frac{\boldsymbol{w}^{\mathrm{T}}X_i+\boldsymbol{b}}{\|\boldsymbol{w}\|}\right) \geqslant r \end{cases} \tag{5-12}$$

将公式(5-11)代入(5-12)，得到

$$\begin{cases} \max_{\boldsymbol{w},\boldsymbol{b}} \dfrac{\hat{r}}{\|\boldsymbol{w}\|} \\ \mathrm{s.\,t.\ } y_i(\boldsymbol{w}^{\mathrm{T}}X_i+\boldsymbol{b}) \geqslant \hat{r} \end{cases} \tag{5-13}$$

我们的目的是求解 $\boldsymbol{w}$ 和 $\boldsymbol{b}$,根据观察可知函数间隔 $\hat{r}$ 的取值不影响最终的解,故取值 $\hat{r}=1$。并且我们可以发现最大化 $\|\boldsymbol{w}\|^{-1}$ 也就是最小化 $\|\boldsymbol{w}\|^2/2$,综上我们的约束优化问题变为

$$\begin{cases} \min\limits_{\boldsymbol{w},\boldsymbol{b}} \dfrac{1}{2}\|\boldsymbol{w}\|^2 \\ \text{s. t. } y_i(\boldsymbol{w}^{\mathrm{T}}X_i+\boldsymbol{b}) \geqslant 1 \end{cases} \tag{5-14}$$

最后通过构造拉格朗日函数,并求解其对偶问题得到 $\boldsymbol{w}$ 和 $\boldsymbol{b}$ 的值,进而确定出最优超平面和分类决策函数。

5.2.2 线性支持向量机

上述的线性可分支持向量机在线性可分问题上能学习到比较好的模型,但是,在实际问题当中,数据集往往是线性不可分的,这样的数据集中存在噪声或特异点。这种情况就需要另一种支持向量机——线性支持向量机。线性支持向量机是通过软间隔最大化学习到的一种支持向量机,又称为软间隔支持向量机。与线性可分支持向量机不同的是这种方式允许数据集中存在特异点。

假设存在一个线性不可分的问题,$D=\{(X_1,y_1),(X_2,y_2),(X_3,y_3),\cdots,(X_n,y_n)\}$,具体定义与线性可分问题一致。特殊之处在于数据集中存在特异点,这些特异点导致数据集无法被线性超平面完全分开。

为了容忍这些特异点,引入一个松弛变量 $\xi_i \geqslant 0$,使得函数间隔加上松弛变量大于等于1,这里的间隔又称为"软间隔",而约束条件变为

$$y_i(\boldsymbol{w}^{\mathrm{T}}X_i+\boldsymbol{b})+\xi_i \geqslant 1 \tag{5-15}$$

同时,对每个松弛变量 ξ_i 都引入代价 ξ_i,所以目标函数由 $\dfrac{1}{2}\|\boldsymbol{w}\|^2$,变为如下形式:

$$\dfrac{1}{2}\|\boldsymbol{w}\|^2 + C\sum_{i=1}^{N}\xi_i \tag{5-16}$$

C 是一个常数,C 的大小控制了软间隔的弹性有多大,若 C 值越大则优化目标使得所有样本满足约束条件,反之,则可以容忍越多的样本不满足约束。

至此线性不可分的线性支持向量机的学习问题变为下面的凸二次规划(Convex Quadratic Programming)问题:

$$\min_{\boldsymbol{w},\boldsymbol{b},\xi} \dfrac{1}{2}\|\boldsymbol{w}\|^2 + C\sum_{i=1}^{N}\xi_i \tag{5-17}$$

其约束条件为 $y_i(\boldsymbol{w}^{\mathrm{T}}X_i+\boldsymbol{b}) \geqslant 1-\xi_i, \xi_i \geqslant 0, i=1,2,\cdots,n$。

设式(5-17)的解为 $\boldsymbol{w}^*,\boldsymbol{b}^*$,所以就得到了分离超平面 $\boldsymbol{w}^{*\mathrm{T}}X+\boldsymbol{b}^*=0$ 以及分类决策函数

$f(x) = \mathrm{sign}(\boldsymbol{w}^{*\mathrm{T}}\boldsymbol{X} + \boldsymbol{b}^{*})$，称这样的模型为线性支持向量机。线性支持向量机包含了线性可分支持向量机，因为线性可分支持向量机是线性支持向量机的一种特例。在实际应用中，数据集多数情况下是线性不可分的，因此线性支持向量机具有更广泛的适用性。

5.2.3　非线性支持向量机

非线性支持向量机是在线性支持向量机中又引入了核技巧，使其能够适应非线性可分的数据集。

对于解决线性分类问题，前两种支持向量机已经能做得很完美了。但是有时候我们面临的问题是非线性的。如图 5.4 所示，我们不能用一条直线将两个类别完全分开，但是我们可以用一个圆将其分开。

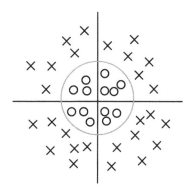

图 5.4　线性不可分

在此二维空间中，圆的方程是

$$a_0 + a_1 X_1 + a_2 X_1^2 + a_3 X_2 + a_4 X_2^2 + a_5 X_1 X_2 = 0 \tag{5-18}$$

通过这个圆的通式，我们很容易就可以发现直接求解其中的未知量是很难的，但是我们可以通过将其升维，来使得问题变得容易。

我们建立一个新的五维空间，并在五维空间中定义每个坐标值：

$$A_1 : X_1, A_2 : X_1^2, A_3 : X_2, A_4 : X_2^2, A_5 : X_1 X_2 \tag{5-19}$$

很明显，我们可以将圆的方程写成：

$$a_0 + a_1 A_1 + a_2 A_2 + a_3 A_3 + a_4 A_4 + a_5 A_5 = 0 \tag{5-20}$$

二维空间圆的方程变成了五维空间的线性方程。利用线性的学习方法就很容易求出其中的未知量。

由上述例子可以看出，对于非线性问题直接求解是很麻烦的，但是如果能够利用非线性变换，将非线性问题转换为线性问题，然后再通过原来求解线性问题的方法求解。这样，非线性问题就能够有效地解决。

非线性支持向量机学习算法的具体步骤为:首先使用一个非线性变换,也就是选取合适的核函数,将原有的数据映射到新的空间,然后在新的空间中用线性支持向量机的学习方法进行分类。

5.3 支持向量机的求解技巧

5.3.1 求解约束优化问题(对偶算法)

某些条件下,把原始的约束问题通过拉格朗日函数转化为无约束问题,从而简化求解问题的过程。但是有些情况下即使进行转换后求解也是很棘手的,所以一种更高效的解决办法被提了出来——对偶问题,即在满足 KKT 的条件下用求解对偶问题来代替求解原始问题,简化问题的求解过程。

例如,前面提到的凸二次规划问题:

$$\min_{w,b,\xi} \frac{1}{2}\|w\|^2 + C\sum_{i=1}^{N}\xi_i \tag{5-21}$$

其约束条件为 $y(w^{\mathrm{T}} \cdot X + b) \geqslant 1-\xi_i, \xi_i \geqslant 0, i=1,2,\cdots,n$。

将其转换为对偶问题可表示为

$$\min_{\alpha} \frac{1}{2}\sum_{i=1}^{N}\sum_{j=1}^{N}\alpha_i\alpha_j y_i y_j(x_i \cdot x_j) - \sum_{i=1}^{N}\alpha_i \tag{5-22}$$

条件变为 $\sum_{i=1}^{N}\alpha_i y_i = 0, \alpha_i \geqslant 0, i=1,2,\cdots,N$。

通过引入拉格朗日乘子,将原问题转化为求解对偶问题的极大极小值,减少了求解未知量的个数,简化了计算,并且由于都是乘积的形式,也很容易引入核函数,进而将其推广到非线性分类问题。

求解原问题的对偶问题不仅仅是简化计算,最重要的是我们有时候求解的问题是非凸问题,这样的话我们没办法求出问题的极值。但是转化成对偶问题后就可以直接求解,因为不管原问题是什么类型的问题,只要转化成对偶问题都会变成凸问题。这样我们就不需要找寻凸问题,直接求解其对偶问题就一定不会错。

当一个问题满足 KKT 条件的时候,其对偶问题的解就直接等于原问题的解。所以一般情况下求解对偶问题和 KKT 条件会一起运用,从而极大简化求解过程。

5.3.2 核方法

核方法是处理非线性可分问题的有效方法,通过将特征空间由低维转化为高维,在高维空间中原本非线性可分的问题变为了线性可分的问题,进而通过线性分类器求解。

在核方法中起关键作用的是核函数和核技巧,我们先解释核函数是什么,下面举个例子来说明。

有两个向量:

$$\boldsymbol{a}_1 = (x_1, x_2), \boldsymbol{a}_2 = (y_1, y_2)$$

然后定义一个映射关系:

$$\boldsymbol{a}_1' = \phi((x_1, x_2)) = (\sqrt{2}\,x_1, x_1^2, \sqrt{2}\,x_2, x_2^2, \sqrt{2}\,x_1 x_2, 1)$$

$$\boldsymbol{a}_2' = \phi((y_1, y_2)) = (\sqrt{2}\,y_1, y_1^2, \sqrt{2}\,y_2, y_2^2, \sqrt{2}\,y_1 y_2, 1) \tag{5-23}$$

如果我们想要求出 $\boldsymbol{a}_1'$ 和 $\boldsymbol{a}_2'$ 的内积有两种方法:

第一种,将其先映射到高维空间,然后在高维空间进行内积计算:

$$\phi((x_1, x_2)), \phi((y_1, y_2)) = 2x_1 y_1 + x_1^2 y_1^2 + 2x_2 y_2 + x_2^2 y_2^2 + 2x_1 x_2 y_1 y_2 + 1 \tag{5-24}$$

第二种,直接在低维空间计算内积:

$$(\langle \boldsymbol{a}_1, \boldsymbol{a}_2 \rangle + 1)^2 = 2x_1 y_1 + x_1^2 y_1^2 + 2x_2 y_2 + x_2^2 y_2^2 + 2x_1 x_2 y_1 y_2 + 1 \tag{5-25}$$

这两种方法得到的结果是一样的,其实这就是用到了核函数 $k(x_1, x_2) = (\langle x_1, x_2 \rangle + 1)^2$。

第一种方法是将数据映射到高维空间中,然后使用内积公式进行计算,这种方法的缺点是计算量较大,尤其是在高维空间中。在这个例子中还不能体现出在高维度计算的烦琐,如果映射到一个无穷维,那么将无法计算。

第二种方法则直接在原来的低维空间中利用核函数进行计算,这样避免了在高维空间中的计算,并且不需要计算出映射后的结果,计算量小。

像上面通过核函数进行转换的技巧就叫作核技巧,这是一种很有趣的技巧,当我们需要计算两个向量的内积的时候,我们就可以用其他的来替换这个内积。这就是"技巧"的地方:无论使用怎样的点积都能被核函数替代。核函数通常用来表示特征空间的内积,表示为 $\kappa(x, y) = \langle \phi(x), \phi(y) \rangle$。

通过核技巧,我们巧妙地避免了在高维度空间的计算,节约计算资源的同时也加快了计算的过程。

其实我们可以看出核函数在这类方法中是非常重要的,这就给我们提出了一个难题——我们该如何找出适合我们问题的核函数?其实前人已经想过这个问题了,给出了核函数的定义:任何满足 Mercer 定理的函数都是核函数,也就是说任何半正定的函数都可以作为核函数。这样一来我们就能找到好多核函数,不过一般情况下我们能够用得到的也就以下几种:

线性核,它是最简单的核函数,表达式为 $\kappa(\boldsymbol{x}_i,\boldsymbol{x}_j)=\boldsymbol{x}_i^{\mathrm{T}}\boldsymbol{x}_j$。

多项式核,通常应用于数据归一化后的问题,它是一个非固定内核,表达式为 $\kappa(\boldsymbol{x}_i,\boldsymbol{x}_j)=(\boldsymbol{x}_i^{\mathrm{T}}\boldsymbol{x}_j)^d$,其中 $d\geqslant 1$ 为多项式的次数。

高斯核,是常用的一个径向基函数核,表达式为 $\kappa(\boldsymbol{x}_i,\boldsymbol{x}_j)=\exp\left(-\dfrac{(\boldsymbol{x}_i-\boldsymbol{x}_j)^2}{2\sigma^2}\right)$,其中 $\sigma>0$ 为高斯核的带宽。

拉普拉斯核,也是常用的一个径向基函数核,表达式为 $\kappa(\boldsymbol{x}_i,\boldsymbol{x}_j)=\exp\left(-\dfrac{\boldsymbol{x}_i-\boldsymbol{x}_j}{\sigma}\right)$,其中 $\sigma>0$。

Sigmoid 核,是采取神经网络方法的一个核,表达式为 $\kappa(\boldsymbol{x}_i,\boldsymbol{x}_j)=\tanh(\beta\boldsymbol{x}_i^{\mathrm{T}}\boldsymbol{x}_j+\theta)$,其中 $\tanh$ 为双曲正切函数,$\beta>0$,$\theta<0$。

除此之外,核函数也可通过组合得到:

(1) 线性组合:给定两个核函数 κ_1,κ_2,其线性组合 $a_1\kappa_1+a_2\kappa_2(a_1,a_2>0)$ 也为核函数。

(2) 直积:若 κ_1 和 κ_2 为核函数,则 $\kappa_1\otimes\kappa_2(\boldsymbol{x},\boldsymbol{y})=\kappa_1(\boldsymbol{x},\boldsymbol{y})\kappa_2(\boldsymbol{x},\boldsymbol{y})$ 也是核函数。

(3) 若 κ_1 为核函数,其乘上任意函数 $g(x)$,$\kappa(\boldsymbol{x},\boldsymbol{z})=g(\boldsymbol{x})\kappa_1(\boldsymbol{x},\boldsymbol{z})g(\boldsymbol{z})$ 也是核函数。

5.4 支持向量机的实现

5.4.1 SMO 算法实现 SVM

SMO 的算法步骤如下:

第一步计算误差:

$$E_i=f(\boldsymbol{x}_i)-y_i=\sum_{j=1}^{n}\alpha_j y_j \boldsymbol{x}_i^{\mathrm{T}}\boldsymbol{x}_j+b-y_i \tag{5-26}$$

第二步计算上下界 L 和 H:

$$\begin{cases} L=\max(0,\alpha_j^{\mathrm{old}}-\alpha_i^{\mathrm{old}}),H=\min(C,C+\alpha_j^{\mathrm{old}}-\alpha_i^{\mathrm{old}}),\text{if } y_i\neq y_j \\ L=\max(0,\alpha_j^{\mathrm{old}}+\alpha_i^{\mathrm{old}}-C),H=\min(C,\alpha_j^{\mathrm{old}}+\alpha_i^{\mathrm{old}}),\text{if } y_i=y_j \end{cases} \tag{5-27}$$

第三步计算 eta:

$$\eta=\boldsymbol{x}_i^{\mathrm{T}}\boldsymbol{x}_i+\boldsymbol{x}_j^{\mathrm{T}}\boldsymbol{x}_j-2\boldsymbol{x}_i^{\mathrm{T}}\boldsymbol{x}_j \tag{5-28}$$

第四步更新 alpha_j:

$$\alpha_j^{\mathrm{new}}=\alpha_j^{\mathrm{old}}+\frac{y_j(E_i-E_j)}{\eta} \tag{5-29}$$

第五步修剪 alpha_j：

$$\alpha^{\text{new, clipped}} = \begin{cases} H, & \text{if } \alpha_2^{\text{new}} \geqslant H \\ \alpha_2^{\text{new}}, & \text{if } L \leqslant \alpha_2^{\text{new}} \leqslant H \\ L, & \text{if } \alpha_2^{\text{new}} \leqslant L \end{cases} \tag{5-30}$$

第六步更新 alpha_i：

$$\alpha_i^{\text{new}} = \alpha_i^{\text{old}} + y_i y_j (\alpha_j^{\text{old}} - \alpha_j^{\text{new, clipped}}) \tag{5-31}$$

第七步更新 b_1 和 b_2：

$$b_1^{\text{new}} = b^{\text{old}} - E_i - y_i(\alpha_i^{\text{new}} - \alpha_i^{\text{old}}) \boldsymbol{x}_i^{\text{T}} \boldsymbol{x}_i - y_j(\alpha_j^{\text{new}} - \alpha_j^{\text{old}}) \boldsymbol{x}_j^{\text{T}} \boldsymbol{x}_i$$

$$b_2^{\text{new}} = b^{\text{old}} - E_j - y_i(\alpha_i^{\text{new}} - \alpha_i^{\text{old}}) \boldsymbol{x}_i^{\text{T}} \boldsymbol{x}_j - y_j(\alpha_j^{\text{new}} - \alpha_j^{\text{old}}) \boldsymbol{x}_j^{\text{T}} \boldsymbol{x}_j \tag{5-32}$$

第八步更新 b：

$$b = \begin{cases} b_1, & 0 < \alpha_1^{\text{new}} < C \\ b_2, & 0 < \alpha_2^{\text{new}} < C \\ \dfrac{b_1 + b_2}{2}, & \text{otherwise} \end{cases} \tag{5-33}$$

（1）导入必要的包，定义函数 select_j_rand()用来随机选取另一个不同的 alpha，定义函数 clip_alpth()用于修剪 alpha。

```python
import numpy as np
import copy
import random
def select_j_rand(i, m):
    # 选取 alpha
    j = i
    while j == i:
        j = int(random.uniform(0, m))
    return j
def clip_alptha(aj, H, L):
# 修剪 alpha
    if aj > H:
        aj = H
    if L > aj:
        aj = L
    return aj
```

（2）实现 SMO 算法的主要函数。

```
def smo(data_mat_In, class_label, C, toler, max_iter):
    # 转化为 numpy 的 mat 存储
    data_matrix = np.mat(data_mat_In)
    label_mat = np.mat(class_label).transpose()
    # 初始化 b,统计 data_matrix 的纬度
    b = 0
    m, n = np.shape(data_matrix)
    # 初始化 alpha,设为 0
    alphas = np.mat(np.zeros((m, 1)))
    # 初始化迭代次数
    iter_num = 0
    # 最多迭代 max_iter 次
    while iter_num < max_iter:
        alpha_pairs_changed = 0
        for i in range(m):
                # 计算误差 Ei
                fxi = float(np.multiply(alphas, label_mat).T * (data_matrix * data_matrix[i, :].T)) + b
                Ei = fxi - float(label_mat[i])
                # 优化 alpha,松弛向量
                if (label_mat[i] * Ei < -toler and alphas[i] < C) or (label_mat[i] * Ei > toler and
alphas[i] > 0):
                    # 随机选取另一个与 alpha_j 成对优化的 alpha_j
                    j = select_j_rand(i, m)
```

1）计算误差 E_j ,对应公式(5-26)。

```
fxj = float(np.multiply(alphas, label_mat).T * (data_matrix * data_matrix[j, :].T)) + b
Ej = fxj - float(label_mat[j])
# 保存更新前的 alpha,deepcopy
alpha_i_old = copy.deepcopy(alphas[i])
alpha_j_old = copy.deepcopy(alphas[j])
```

2）计算上下界 L 和 H，对应公式(5-27)。

```
if label_mat[i] ！= label_mat[j]：
    L = max(0, alphas[j] - alphas[i])
    H = min(C, C + alphas[j] - alphas[i])
else：
    L = max(0, alphas[j] + alphas[i] - C)
    H = min(C, alphas[j] + alphas[i])
if L == H：
    print("L == H")
    continue
```

3）计算 eta，对应公式(5-28)。

```
eta = 2.0 * data_matrix[i, :] * data_matrix[j, :].T - data_matrix[i, :] * data_matrix[i, :].T -
data_matrix[j, :] * data_matrix[j, :].T
if eta >= 0：
    print("eta >= 0")
    continue
```

4）更新 alpha_j，对应公式(5-29)。

```
alphas[j] -= label_mat[j] * （Ei - Ej) / eta
```

5）修剪 alpha_j，对应公式(5-30)。

```
alphas[j] = clip_alptha(alphas[j], H, L)
if abs(alphas[j] - alphas[i]) < 0.001：
    print("alpha_j 变化太小")
    continue
```

6）更新 alpha_i，对应公式(5-31)。

```
alphas[i] += label_mat[j] * label_mat[i] * (alpha_j_old - alphas[j])
```

7）更新 b_1 和 b_2，对应公式(5-32)。

```
b_1 = b - Ei - label_mat[i] * (alphas[i] - alpha_i_old) * data_matrix[i, :] * data_matrix[i, :].
T - label_mat[j] * (alphas[j] - alpha_j_old) * data_matrix[i, :] * data_matrix[j, :].T
    b_2 = b - Ej - label_mat[i] * (alphas[i]- alpha_i_old) * data_matrix[i, :] * data_matrix[j, :].T
- label_mat[j] * (alphas[j] - alpha_j_old) * data_matrix[j, :] * data_matrix[j, :].T
```

8) 根据 b_1 和 b_2 更新 b,对应公式(5-33),而后打印一些统计信息。

```
if 0 < alphas[i] and C > alphas[i]:
    b = b_1
elif 0 < alphas[j] and C > alphas[j]:
    b = b_2
else:
    b = (b_1 + b_2) / 2
# 统计优化次数
alpha_pairs_changed += 1
# 打印统计信息
print("第%d 次迭代 样本:%d , alpha 优化次数:%d" % (iter_num, i, alpha_pairs_
changed))
    # 更新迭代次数
    if alpha_pairs_changed == 0:
        iter_num += 1
    else:
        iter_num = 0
    print("迭代次数:%d" % iter_num)
return b, alphas
```

5.4.2　基于 SVM 的鸢尾花分类

我们在应用 SVM 模型的时候不用再去写它的实现代码,因为在 Python 的 sklearn 包中已经定义好了,我们在使用的时候只要导入相应的包,然后传入所需的参数就能返回一个模型。接下来我们举一个例子,来通过这个包实现鸢尾花的分类。

我们使用的是 Iris 数据集,其中包含三个品种,每个品种有 50 个样本,每个样本具有 4 个特征参数,即花萼长度、花萼宽度、花瓣长度和花瓣宽度,这 4 个参数都以厘米为单位。这个经典数据集被广泛应用于机器学习算法的测试和评估。更多信息详见:https://archive. ics. uci. edu/ml/datasets/Iris。

(1) 导入必要的包。

```
import matplotlib
import matplotlib. pyplot as plt
import numpy as np
```

```
from sklearn import svm
from sklearn. model_selection import train_test_split
```

（2）定义一个函数，将标签进行替换为数字，以便于后面使用。

```
def Iris_label(s):
    it = {b'Iris-setosa': 0, b'Iris-versicolor': 1, b'Iris-virginica': 2}
    return it[s]
```

（3）读取数据，并使用函数进行标签的替换。

```
path = '. \data\iris. data'
data = np. loadtxt(path, dtype=float, delimiter=',', converters={4: Iris_label})
```

（4）划分出数据中的数据与标签，并将所有的数据分为训练集和测试集。

```
x, y = np. split(data, indices_or_sections=(4,), axis=1)   # x 为数据,y 为标签
x = x[:,0,4]
train_data, test_data, train_label, test_label = train_test_split(x, y, random_state=10, train_size=
0. 7, test_size=0. 3)
```

（5）运用 SVM 包训练模型。

```
classifier = svm. SVC(C=20, kernel='linear')   # ovr:一对多策略
classifier. fit(train_data, train_label. ravel())   # ravel 函数在降维时默认是行序优先
```

（6）查看准确率。

```
from sklearn. metrics import accuracy_score
tra_label = classifier. predict(train_data) # 训练集的预测标签
tes_label = classifier. predict(test_data) # 测试集的预测标签
print("训练集:", accuracy_score(train_label, tra_label))
print("测试集:", accuracy_score(test_label, tes_label))
fromsklearn. metrics import classification_report
print(classification_report(train_label, tra_label))
```

（7）打印输出结果如下。

```
训练集：0.9714285714285714

测试集：1.0
```

	precision	recall	f1-score	support
0.0	1.00	1.00	1.00	36
1.0	1.00	0.91	0.95	33
2.0	0.92	1.00	0.96	36
accuracy			0.97	105
macro avg	0.97	0.97	0.97	105
weighted avg	0.97	0.97	0.97	05

5.5　支持向量机在医学中的应用

5.5.1　问题描述

数据来源是 UCI 心脏病数据集 Heart Disease Data Set，在这里运用了 heart. csv 数据集，此数据集是 processed. cleveland. csv 数据集整理后的形式，里面填补了空值并只将类别分成了有病和没病两类，数据集中各项数据属性的说明详见第 3 章的表 3.3。更多信息详见：http://archive. ics. uci. edu/ml/datasets/Heart＋Disease。

现阶段我们有很多种工具和方法来推测出患者的健康状态，但是仍有一些复杂的疾病我们无法进行预测，其中就包括心脏病的预测。心脏病的早期诊断有助于提高医生的治疗能力。普通情况下我们可以通过询问医生进行诊断，但是面对如此多的患者，医生的精力也是有限的。如何快速有效地根据病人的各项检测指标准确判断病人是否患病是我们努力的方向。

在本章我们提出了用支持向量机诊断心脏病的解决方案，通过训练一个支持向量机模型，让这个模型去学习当患者的各项数据和特征符合什么条件，就把其归为患病，反之则不患病。当模型训练完成后，只要将患者的各项指标输入进去，就可以判断出患者是否患病。

5.5.2　基于支持向量机的诊断心脏病的解决方案

（1）导入必要的包。

```
from sklearn. model_selection import train_test_split

import pandas as pd

from sklearn. svm import SVC

from sklearn. metrics import classification_report
```

（2）用 pandas 包加载数据集，并查看加载后的数据集的类型。

```
data = pd. read_csv(r'. \data\heart. csv')
# print(type(data))
datacorr = data
```

（3）导入 StandardScaler 包，对数据进行均值和方差归一化，并且将数据处理成符合标准正态分布，以提高训练效率和模型精度。

```
from sklearn. preprocessing import StandardScaler
stand = StandardScaler()
datacorr = stand. fit_transform(datacorr)
datacorr = pd. DataFrame(datacorr)
```

（4）将处理好的数据进行划分，把特征和标签分离开，然后对整体的数据进行划分，75%的数据作为训练集，25%的数据作为测试集。

```
data1 = datacorr.iloc[:,0:-1]
target = data. iloc[:,-1]
# print(data1)
# print(target)
train_data,test_data,train_target,test_target＝train_test_split(data1,target,random_state＝1,train_
size＝0. 75, test_size＝0. 25)
```

（5）加载 SVM 模型，并用训练数据进行模型的训练。

```
clf = SVC(kernel = "rbf ", gamma = "auto")
clf. fit(train_data,train_target)
```

（6）用测试集对模型进行测试，将测试集的特征经过模型预测得到预测结果。

```
data1 = datacorr.iloc[:,0:-1]
target = data. iloc[:,-1]
# print(data1)
# print(target)
```

（7）打印最后的结果，通过最后的文本报告分析模型性能。

```
res_report = classification_report(test_target,y_predict,labels＝[0,1],target_names＝['不患病','
患病'])
```

```
print("The predict accuracy under kernel  is {}".format(clf.score(test_data,test_target)))
print("The training accuracy under kernel  is {}".format(clf.score(train_data,train_target)))
print(res_report)
```

5.5.3 结果分析

最后输出如下的结果：

The predict accuracy under kernel is 0.8026315789473685

The training accuracy under kernel is 0.9295154185022027

	precision	recall	f1-score	support
不患病	0.83	0.71	0.77	35
患病	0.78	0.88	0.83	41
accuracy			0.80	76
macro avg	0.81	0.80	0.80	76
weighted avg	0.81	0.80	0.80	76

通过上面的结果我们可以看出，该 SVM 模型在训练集和测试集上表现良好，在训练集上的正确率为 92.95%，在测试集上的正确率为 80.26%。在测试集上的各种评价指标也是很不错的，但是此模型仍有优化空间。

5.6 讨论与总结

5.6.1 支持向量机的优缺点

支持向量机作为一种监督式学习算法，通过选择具有最大间隔的超平面来进行分类，具有很多的优点，但也有不足之处有待改进。接下来我们将分别从这两个方面讨论支持向量机并提出一些优化建议供读者参考。

支持向量机的优点列举如下：①可以灵活地处理高维数据；②既能够处理线性问题，又能通过核函数处理非线性问题，具有广泛的适应性；③在处理小型数据集时能表现出优异的分类能力；④由于求出的超平面只与支持向量有关，因此对于训练数据以外的新样本具有很好的泛化性能。

支持向量机的不足之处如下：①当数据量大时计算复杂度高，在处理大规模数据集时需要耗费较多的计算资源和时间；②因为所求超平面依赖于支持向量，若将异常值作为支持向量会影响分类器性能；③仅适用于二分类，需要使用 One-vs-All 等技术才能处理多分类问题；对于非平衡数据集的处理效果可能不佳。

支持向量机可以通过以下方式进行优化:①通过网格搜索进行调参,确定最佳参数组合;②使用在线学习的方式逐步添加新的样本来更新模型,从而减少计算资源的消耗并改善其泛化性能;③对于大规模的数据集可以采用分布式计算或并行计算来加快其训练过程。

总之,支持向量机是一种强大的学习算法,在实际应用中,需要根据具体情况对其进行适当的参数调整和优化以达到最佳性能。

5.6.2　总结

本章从支持向量机的基本概念出发,首先介绍其起源和应用,然后根据其复杂程度依次介绍了三种支持向量机。在现实生活中遇到的问题一般都是线性不可分的,所以应用最多最广泛的是非线性支持向量机。在介绍完支持向量机后,也介绍了两种方法——对偶和核方法,这两种方法不仅仅只应用于支持向量机,还有更多的应用场景,合理利用这两种方法可以使得求解问题变得简单。而后简单介绍了 SMO 算法实现 SVM,具体例子留给读者探索。最后,用支持向量机实现了对心脏病的诊断,预测结果也较为满意。

5.7　练习与拓展

1. 比较支持向量机与感知机的不同。
2. 自己提出一个分类问题并用支持向量机解决。
3. 结合自己的理解列举出支持向量机的局限性。
4. 思考一下支持向量机还可以应用到什么领域。
5. 深入了解一下 SMO 算法,并用其实现一个小例子。

第6章 朴素贝叶斯及医学应用

贝叶斯分类法是一种基于统计的分类方法,可用于预测元组所属的类别,并计算该元组属于某个特定类的概率。贝叶斯分类算法是基于贝叶斯定理的一类算法,主要用来解决一些分类和回归问题。常见的算法包括:朴素贝叶斯算法,平均单依赖估计(Averaged One-Dependence Estimators),以及 Bayesian Belief Network(BBN)。

6.1 贝叶斯定理概论

贝叶斯定理和人类大脑的运作方式类似,这是它成为机器学习基础的原因之一。例如,我向小明介绍一个新单词,小明初始时可能不知道该单词的含义,但可以根据情境进行猜测。一旦有机会,他会在不同场合中使用该单词,观察我的反应。如果我告诉他猜对了,他会更好地记住这个词的含义;如果我告诉他错了,他会进行相应的调整。反复的猜测和主观判断的调整,即是贝叶斯定理的思维过程。

6.1.1 贝叶斯定理的起源

英国数学家托马斯·贝叶斯(Thomas Bayes)在 1763 年发表的论文中提出了贝叶斯定理,目的是解决一个"逆概率"问题。

在此之前,人们已经可以计算"正向概率",例如在一个抽奖活动中,抽奖箱里有 10 个球,其中 2 个是白球,8 个是黑球,抽到白球就算中奖,那么随便摸出 1 个球中奖的概率是多少?

根据概率的计算公式,可以轻松计算中奖概率,即中奖球数/球总数。而贝叶斯在他的论文中是为了解决一个"逆概率"的问题。比如还是公司抽奖活动的例子,原先并不知道抽奖箱子里有什么,而是摸出一个球,通过观察这个球的颜色,来预测这个箱子里白色球和黑色球的比例。这个预测其实就可以用贝叶斯定理来做。

那么为什么贝叶斯定理在现实生活中这么有用呢? 这是因为在现实生活中的问题,大部分都是像上面的"逆概率"问题。在生活中,我们通常面对的决策所涉及的信息是不够充分的。这就需要我们进行推理和判断,以尽可能减少决策的风险和错误。

举例来说,当我们想要预测明天是否会下雨时,我们不能简单地重复计算"明日"这个时间点的概率,而是需要利用过去的天气数据和贝叶斯定理来计算。因此,我们可以用有限的信息来预测明天下雨的概率,而不是反复计算同一个时间点的概率。

同样的,在现实世界中,我们每个人都要预测,想要深入分析未来、思考是否购买股票、国家政策会给自己带来哪些机会、提出新产品的构想,等等。贝叶斯定理的出现正是为了解决这样的问题,它利用历史数据和相关的统计数据来预测未来事件的发生概率。贝叶斯定理的思考方式为我们提供了有效的方法来帮助我们做决策,以便更好地预测未来的商业、金融,以及日常生活。

6.1.2　基本概念

贝叶斯公式可以表示为

$$P(A \mid B) = P(A)\frac{P(B \mid A)}{P(B)} \tag{6-1}$$

先验概率:一般把 $P(A)$ 称为"先验概率"(Prior Probability),也就是在不知道 B 事件的前提下,对 A 事件概率的一个主观判断。

可能性函数:$\dfrac{P(B \mid A)}{P(B)}$ 称为"可能性函数"(Likelyhood),这是一个调整因子,也就是新信息 B 带来的调整,作用是将先验概率调整到更接近真实概率。调整如下:

(1) 如果"可能性函数"$\dfrac{P(B \mid A)}{P(B)} > 1$,意味着"先验概率"被增强,事件 A 发生的可能性变大;

(2) 如果"可能性函数"$\dfrac{P(B \mid A)}{P(B)} = 1$,意味着"先验概率"不变,事件 A 发生的可能性不变;

(3) 如果"可能性函数"$\dfrac{P(B \mid A)}{P(B)} < 1$,意味着"先验概率"被削弱,事件 A 的可能性变小。

后验概率:$P(A \mid B)$ 称为"后验概率"(Posterior Probability),即在 B 事件发生之后,对 A 事件概率的重新判断。

介绍了前面 3 个基本概念后,再看贝叶斯公式,就能明白这个公式背后的关键思想了:首先我们根据以往的经验评估一个"先验概率 $P(A)$",然后加入新的信息(证据 B),在有了新的证据后,我们对事件 A 的预测就会更加准确。

因此,贝叶斯定理就可以理解成下面的式子:

后验概率(新信息出现后的 A 概率)=先验概率(A 概率)×可能性函数(新信息带来的调整)

贝叶斯的思想就是:若获得事件的所有信息,则概率可被精确计算。然而,现实生活中,大部分决策所涉及的信息是有限的。面对有限信息,我们要尽力做出好的预测。我们可以根据以往的经验、知识和直觉等因素进行主观判断,估计一个先验概率,然后,随着不断获得新的信息,我们可以使用可能性函数对先验概率进行修正,得到更加准确的概率估计。

贝叶斯思想用图 6.1 表示:

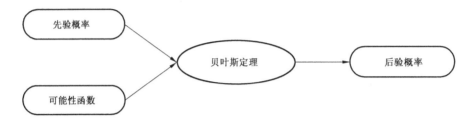

图 6.1　贝叶斯计算思想

阿尔法狗(智能围棋软件)在棋盘上战胜了人类就是因为阿尔法狗会在下每一步棋的时候,都可以计算自己赢棋的最大概率,每走一步可以客观地更新赢的概率值。

朴素贝叶斯是基于贝叶斯定理与特征条件独立假设的分类方法。朴素,即特征与特征相互独立。朴素贝叶斯模型由两种类型的概率组成:每个类别的概率 $P(C_j)$,每个属性的条件概率 $P(A_i|C_j)$。

朴素贝叶斯的公式可以表示为

$$P(C_j \mid A_1A_2A_3) = \frac{P(C_j)P(A_1A_2A_3 \mid C_j)}{P(A_1A_2A_3)} \qquad (6\text{-}2)$$

其中,$P(C_j)$ 表示每个类别的概率;$P(A_1A_2A_3|C_j)$ 表示在给定类别 C_j 的条件下,特征是 A_1,A_2,A_3 的概率;$P(A_1,A_2,A_3)$ 表示每个特征的概率。

6.1.3　朴素贝叶斯定理的应用

朴素贝叶斯是文本分类领域应用最广泛的方法之一,即使在当前分类器层出不穷的时代,它仍然占据着一席之地。这是因为它适用于多分类问题,同时,在文本数据中,独立分布的假设基本成立。因此,朴素贝叶斯在垃圾文本过滤(如垃圾邮件识别)和情感分析(如微博上的情绪判断)中也能取得优异的效果。

推荐系统:朴素贝叶斯和协同过滤(Collaborative Filtering)是一对有效的组合,协同过滤具有很强的相关性,但泛化能力稍弱,而朴素贝叶斯与协同过滤结合使用,可以提高推荐的覆盖度和效果。

医学应用:随着医院信息化的发展和电子病历的使用,医院数据库的容量不断增加。这些医学资料对于研究、治疗和诊断疾病都非常有帮助。将这些数据用作训练集,得到的模型可以减轻医生的负担,提高诊断的准确性。

6.1.4 朴素贝叶斯的分类

朴素贝叶斯处理多分类问题时,对于不同的数据特征要采用不同的朴素贝叶斯变体。这里简单地介绍一下处理"连续型"变量的高斯模型和处理"离散型"变量的伯努利模型、多项式模型。

简单来说,朴素贝叶斯分类是一种适用于文本分类的有监督学习算法。常见的模型有多项式模型和伯努利模型。多项式模型以单词为单位进行计算,只有在文档中出现过的单词才会参与后验概率计算。而伯努利模型则以文件为单位进行计算,每个特征的取值是布尔型的,即只有特征出现或者未出现两种情况。因此,在文本分类中,伯努利模型更注重特征是否出现,而多项式模型更注重特征出现的频率。但有些特征可能是连续型变量,以身高为例,可以将其特征转化为离散型的值。例如,小于 160 cm 的身高特征值为 1,介于 160 cm 和 170 cm 之间的身高特征值为 2,高于 170 cm 的身高特征值为 3。另外还可以将身高转化为三个特征,分别是 160 cm 以下、160 cm 到 170 cm 之间、170 cm 以上,对应的特征值分别为 1、0、0,0、1、0 和 0、0、1。然而,上述方法并不够精细,使用高斯模型则可以解决这个问题。高斯模型假设这些特征属于某个类别的观测值符合高斯分布。

6.2 朴素贝叶斯算法

朴素贝叶斯分类器(Naive Bayes Classifier)是一种基于古典数学理论的分类方法,具有坚实的数学基础和稳定的分类效率。相较于其他分类算法,朴素贝叶斯分类器所需估计的参数较少,对缺失数据不太敏感,并且算法简单易于实现。因此,在需要高效快速分类,并对大规模数据进行处理时,朴素贝叶斯分类器是一种非常实用的方法。

6.2.1 朴素贝叶斯分类的思想

朴素贝叶斯分类是利用概率统计的方法,在条件给定的情况下,对于一个待分类项,计算各个类别出现的概率,并选取概率最大的类别作为待分类项的分类结果。

朴素贝叶斯分类的工作流程如下:

设 D 是训练元组和它们相关联的类标号的集合。每个元组用一个 n 维属性向量 $\boldsymbol{X} = \{X_1, X_2, \cdots, X_n\}$ 表示。假定有 m 个类别:$C_1, C_2, \cdots, C_m$,给定元组 $\boldsymbol{X}$,分类法将预测 $\boldsymbol{X}$ 属于具有最高后验概率的类。也就是说,朴素贝叶斯分类法预测 $\boldsymbol{X}$ 属于类别 C_i,当且仅当满足:$P(C_i|\boldsymbol{X}) > P(C_j|\boldsymbol{X})(1 \leqslant j \leqslant m, j \neq i)$。这样,$P(C_i|\boldsymbol{X})$ 最大的类 C_i 称为最大后验概率。

根据贝叶斯定理:$P(C_i|\boldsymbol{X}) = P(C_i)\dfrac{P(\boldsymbol{X}|C_i)}{P(\boldsymbol{X})}$

由于 $P(\boldsymbol{X})$ 对所有的类别相当于是常数,所以只需要 $P(C_i)P(\boldsymbol{X}|C_i)$ 最大即可。在先验

概率未知的情况下,通常假设类别概率是相等的,即 $P(C_1)=P(C_2)=\cdots=P(C_m)$,并据此对 $P(\boldsymbol{X}|C_i)$ 求最大化,否则只能计算 $P(C_i)P(\boldsymbol{X}|C_i)$ 最大化。

为了降低计算量,在处理具有许多属性的数据集时,可以假设属性之间是条件独立的。假设给定元组的属性值有条件地相互独立。因此有:$P(\boldsymbol{X}|C_i)=\prod\limits_{k=1}^{n}P(X_k|C_i)$

为了预测 $\boldsymbol{X}$ 所属的类别,对于每个类别 C_i,计算 $P(C_i)P(\boldsymbol{X}|C_i)$。当且仅当满足:$P(\boldsymbol{X}|C_i)P(C_i)>P(\boldsymbol{X}|C_j)P(C_j)$ $(1\leqslant j\leqslant m,j\neq i)$,即被预测的类别是使 $P(\boldsymbol{X}|C_i)P(C_i)$ 最大的类 C_i。

朴素贝叶斯分类器在实际使用中还需要注意一个问题,当某个类别下的某个特征属性没有出现时,在计算时会出现 $P(X_k|C_i)=0$。这一个零值会导致分类器认为该元组属于这个类别的概率为零。这个问题的本质是由于我们的训练集还不够完整,没有包括足够多的样本,为了避免这个问题,通常使用"拉普拉斯修正"对其进行"平滑"操作。

具体做法是:令 N 表示训练集 D 中可能的类别数,N_i 表示第 i 个属性可能的取值数,那么我们要计算的两个概率式子被调整为

$$\hat{P}(X_i \mid C)=\frac{|D_{c,X_i}|+1}{|D_c|+N_i} \tag{6-3}$$

$$\hat{P}(c)=\frac{|D_c|+1}{|D|+N} \tag{6-4}$$

即在分母上都加上取值的可能性个数,分子上都加 1,这就保证了即使存在某个属性 i 的取值 X_i 未曾与类别 C_i 同时出现过,也不会把概率 $P(X_i|C_i)$ 算成 0。

整个朴素贝叶斯分类分为三个阶段,用图 6.2 表示。

第一阶段:准备工作阶段。本阶段的核心任务是收集已知类别的训练数据,用于估计每个特征在不同类别下出现的概率。根据特征与分类目标之间的相关性和独立性来选择合适的特征。

第二阶段:分类器训练阶段。在这一阶段,我们需要生成一个分类器,使用已知类别的样本数据对分类器进行训练,计算出各个特征条件概率及各类别的先验概率。

第三阶段:应用阶段。这一阶段的任务是使用分类器对新的数据进行分类。在这个阶段,需要将新的数据的特征向量代入分类器中计算后验概率,并选择具有最大后验概率的类别作为分类结果。

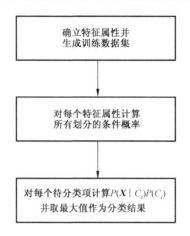

图 6.2 朴素贝叶斯分类流程图

6.2.2 算例

在生活中涉及预测的事情,都可以应用贝叶斯的思维来提高预测的概率。可以分 3 个步骤来预测:

(1)分解问题:列出要解决的问题和已知条件。

(2)给出主观判断:根据自己的经历和学识来给出一个主观判断。

(3)搜集新的信息,优化主观判断:持续关注要解决的问题的相关信息的最新动态,然后利用获取到的新信息来不断调整第(2)步的主观判断。如果新信息符合主观判断,就提高主观判断的可信度,如果不符合,就降低主观判断的可信度,即"大胆假设,小心求证"。

案例 1:贝叶斯定理在判断上的应用

有两个一模一样的容器,记作 1 号容器和 2 号容器,1 号容器里有 30 个白球和 10 个黑球,2 号容器里有 20 个白球和 20 个黑球。然后把容器遮住。随机选择一个容器,从里面摸出一个白球。问题:这颗白球来自 1 号容器的概率是多少?

第一步:分解问题

(1)要求解的问题:取出的白球,来自 1 号容器的概率是多少? 来自 1 号容器记为事件 A_1,来自 2 号容器记为事件 A_2,取出的是白球记为事件 B,那么要求的问题就是 $P(A_1|B)$,也就是取出的是白球(B),来自 1 号容器(A_1)的概率。

(2)已知信息:1 号容器里有 30 个白球和 10 个黑球,2 号容器里有 20 个白球和 20 个黑球,取出的是白球。

第二步:应用贝叶斯定理

(1)求先验概率:由于这两个容器是一模一样的,所以在刚开始抽取时,这两个容器被选中的概率也是相同的,因此 $P(A_1)=P(A_2)=0.5$(其中 A_1 表示来自 1 号容器,A_2 表示来自

2 号容器）。

（2）求可能性函数 $\dfrac{P(B|A_1)}{P(B)}$：其中 $P(B|A_1)$ 表示 1 号容器中（A_1）取出是白球（B）的概率。因为 1 号容器里有 30 个白球和 10 个黑球，所以 $P(B|A_1)$＝白球数（30）/球总数（30＋10）＝75％，再根据全概率公式可以求得 $P(B)$＝$P(B|A_1)P(A_1)$＋$P(B|A_2)P(A_2)$＝62.5％。

所以可能性函数 $\dfrac{P(B|A_1)}{P(B)}$＝75％/62.5％＝1.2＞1。这表示新信息 B 对事件 A_1 的可能性增强了。

（3）代入贝叶斯公式求后验概率：将上述计算结果带入贝叶斯定理，即可算出 $P(A_1|B)$＝60％。

案例 2：贝叶斯定理在医疗行业的应用

每一种医学检测，都存在假阳性概率和假阴性概率。假阳性就是没感染这种病，但是检测结果显示得了传染病。假阴性就是感染了这种病，但是检测结果显示正常。我们假设检测试剂的准确率高达 99％，那么一般认为误测率可以忽略不计了，但是运用贝叶斯定理计算一下，会发现这种直觉判断是错误的。

假设某地区居民的肝癌发病率是 0.001，即 1 000 人中会有 1 个人得病。现在用对应的试剂盒对此地区的居民普查患病率，其准确性达到了 0.99，也就是在受检者真实感染这种疾病时，99％的检测结果是阳性的。在实际情况下化验结是有错检的可能性的，它的误判率为 5％。也就是说受检者原本没有感染这种疾病，但存在 5％的检测结果呈现阳性。现在有一个居民的检验结果为阳性，问他确实得病的可能性有多大？

第一步：分解问题

（1）要求解的问题：病人的检验结果为阳性，他确实得病的概率有多大？病人的检验结果为阳性（新的信息）记为事件 B，他得病记为事件 A，那么要求的问题就是 $P(A|B)$，也就是病人的检验结果为阳性（B），他确实得病的概率（A）。

（2）已知信息：这种疾病的发病率是 0.001，即 $P(A)$＝0.001，试剂可以检验患者是否得病，准确率是 0.99，也就是在患者确实得病的情况下（A），它有 99％的可能呈现阳性（B），所以 $P(B|A)$＝0.99。试剂的误报率是 5％，即在患者没有得病的情况下，它有 5％的可能呈现阳性。得病记为事件 A，那么没有得病就是事件 A 的反面，记为 $\bar{A}$，可表示为 $P(B|\bar{A})$＝5％。

第二步：应用贝叶斯定理

（1）求先验概率：疾病的发病率是 0.001，即 $P(A)$＝0.001。

（2）求可能性函数$\frac{P(B|A)}{P(B)}$：$P(B|A)$表示在患者确实得病的情况下（A），试剂呈现阳性的概率，从前面的条件中已知$P(B|A)=0.99$。

根据全概率公式$P(B)=P(B|A)P(A)+P(B|\overline{A})P(\overline{A})=0.050\ 94$。所以可能性函数$\frac{P(B|A)}{P(B)}=0.99/0.050\ 94=19.434\ 6$。

（3）代入贝叶斯公式求后验概率：$P(A|B)=1.94\%$。

也就是说，即使检验试剂的准确率已经达到99%，检测结果有病（阳性）也确实得病的概率也只有1.94%。

通过上面的2个例子来总结一下贝叶斯定理应用的步骤：

第一步：分解问题

（1）要求解的问题是什么？识别出哪个是贝叶斯定理中的事件A（一般是想要知道的问题），哪个是事件B（一般是新的信息，或者实验结果）。

（2）已知条件是什么？

第二步：应用贝叶斯定理

（1）求先验概率；

（2）求可能性函数；

（3）代入贝叶斯公式求后验概率。

6.2.3　朴素贝叶斯算法实现

使用朴素贝叶斯算法来实现过滤网站的恶意留言（代码参考：https://raw. githubuser-content.com/LinglingGreat/Summary/master/machine_learning/machinelearninginaction）。

（1）创建一个实验样本，用于模拟用户在网站上的留言内容。定义侮辱性用1表示，非侮辱性用0表示。

```
def loadDataSet():
    postingList = [['my','dog','has','flea','problems','help','please'],
                   ['maybe','not','take','him','to','dog','park','stupid'],
                   ['my','dalmation','is','so','cute','I','love','him'],
                   ['stop','posting','stupid','worthless','garbage'],
                   ['mr','licks','ate','my','steak','how','to','stop','him'],
                   ['quit','buying','worthless','dog','food','stupid']]
    classVec = [0,1,0,1,0,1]
    return postingList, classVec
```

（2）创建一个包含在所有文档中出现的不重复词的列表。

```
def createVocabList(dataSet):
    vocabSet = set([])      ♯创建一个空集
    for document in dataSet:
        vocabSet = vocabSet | set(document)    ♯创建两个集合的并集
    return list(vocabSet)
```

（3）将文档词条转换成词向量。

```
def setOfWords2Vec(vocabList, inputSet):
    returnVec = [0] * len(vocabList)    ♯创建一个其中所含元素都为0的向量
    for word in inputSet:
        if word in vocabList:
            ♯ returnVec[vocabList.index(word)] = 1      ♯ index函数在字符串里找到字符第
一次出现的位置,词集模型
            returnVec[vocabList.index(word)] += 1      ♯ 文档的词袋模型,每个单词可以出现
多次
        else: print("the word: %s is not in my Vocabulary!" % word)
    return returnVec
```

（4）定义朴素贝叶斯分类器训练函数,从词向量中计算概率。

```
def trainNB0(trainMatrix, trainCategory):
    numTrainDocs = len(trainMatrix)
    numWords = len(trainMatrix[0])
    pAbusive = sum(trainCategory)/float(numTrainDocs)
    ♯ p0Num = zeros(numWords); p1Num = zeros(numWords)
    ♯ p0Denom = 0.0; p1Denom = 0.0
    p0Num = ones(numWords)    ♯避免一个概率值为0,最后的乘积也为0
    p1Num = ones(numWords)    ♯ 用来统计两类数据中,各词的词频
    p0Denom = 2.0    ♯用于统计0类中的总数
    p1Denom = 2.0    ♯用于统计1类中的总数
    for i in range(numTrainDocs):
        if trainCategory[i] == 1:
            p1Num += trainMatrix[i]
```

```
            p1Denom += sum(trainMatrix[i])
        else：
                p0Num += trainMatrix[i]
                p0Denom += sum(trainMatrix[i])
                # p1Vect = p1Num / p1Denom
                # p0Vect = p0Num / p0Denom
        p1Vect = log(p1Num / p1Denom)
        p0Vect = log(p0Num / p0Denom)        # 避免下溢出或者浮点数舍入导致的错误,下溢出是由
于太多很小的数相乘
        return p0Vect，p1Vect，pAbusive
```

（5）使用朴素贝叶斯分类器并调用测试方法。

```
def testingNB()：
    listOPosts，listClasses = loadDataSet()
    myVocabList = createVocabList(listOPosts)
    trainMat = []
    for postinDoc in listOPosts：
        trainMat. append(setOfWords2Vec(myVocabList, postinDoc))
    p0V，p1V，pAb = trainNB0(array(trainMat)，array(listClasses))
        testEntry = ['love','my','dalmation']
    thisDoc = array(setOfWords2Vec(myVocabList，testEntry))
    print(testEntry，'classified as：'，classifyNB(thisDoc，p0V，p1V，pAb))
    testEntry = ['stupid','garbage']
    thisDoc = array(setOfWords2Vec(myVocabList，testEntry))
        print(testEntry，'classified as：'，classifyNB(thisDoc，p0V，p1V，pAb))
testingNB()
```

（6）打印输出结果。

```
['love','my', 'dalmation'] classified as：  0
['stupid', 'garbage'] classified as：  1
```

6.3　朴素贝叶斯在医学上的应用

随着医疗数据的逐渐增加,数据挖掘的应用场景有了新的发展空间。使用数据挖掘的一

些方法可以更好地帮助医生进行疾病的诊断,帮助医生给出合理的治疗方式,也可以帮助医学专业的同学进行医学研究。

6.3.1 问题描述

肿瘤是一种由局部组织细胞形成的新生物,主要是由于各种致癌因素对基因水平的影响导致细胞失去了正常的生长调控,从而出现克隆性异常增生。肿瘤是人体组织细胞的一种病理性增生,恶性肿瘤在不同程度上类似于原发组织的不成熟幼稚阶段,不完全或根本不具备在正常时所具有的功能、代谢类型和解剖特点。细胞以浸润性方式生长,并可以通过淋巴、血液、浆膜腔转移。良性肿瘤细胞不以浸润性方式生长且生长缓慢,肿瘤有一个完整的被膜,细胞不转移。肿瘤检测对于医生来说是一个很繁杂的工作,如果能利用计算机辅助诊断的方法自动地识别人体内的可疑肿块,并标记出来,可以大大地减少医生的重复性劳动,提高医生的诊断效率。

接下来采用朴素贝叶斯方法,实现针对乳腺癌检测的分类器,以判断一个患者的肿瘤是良性还是恶性(代码参考:https://www.cnblogs.com/gettler/p/16321126.html)。其中数据集来自美国威斯康星州的乳腺癌诊断数据集(https://archive.ics.uci.edu/ml/machine-learning-databases/breast-cancer-wisconsin),该数据集包括 569 个病例的数据样本,每个样本具有 30 个特征。样本共分为两类:恶性(Malignant)和良性(Benign)。该数据集从乳腺肿块图像中提取特征,这些特征准确地描述了图像中细胞核的特性。

6.3.2 解决方案

(1)导入使用到的库和数据集并构建分类器。

```
import matplotlib.pyplot as plt
import numpy as np
%matplotlib inline
# 导入肿瘤数据集
from sklearn.datasets import load_breast_cancer
cancer=load_breast_cancer()
print("================数据集信息=============")
print(cancer.keys())
print("肿瘤的分类:",cancer['target_names'])
print("肿瘤的特征:",cancer['feature_names'])
print("================高斯朴素贝叶斯建模===============")
X,y=cancer.data,cancer.target
```

```
from sklearn. model_selection import train_test_split
X_train,X_test,y_train,y_test=train_test_split(X,y,random_state=38)
print("训练集数据形态:",X_train. shape)
print("测试集数据形态:",X_test. shape)
from sklearn. naive_bayes import GaussianNB
gnb=GaussianNB()
gnb. fit(X_train,y_train)
print("训练集得分:{:.3f}". format(gnb. score(X_train,y_train)))
print("测试集得分:{:.3f}". format(gnb. score(X_test,y_test)))

print("===========高斯朴素贝叶斯的学习曲线===========")
#导入学习曲线库
from sklearn. model_selection import learning_curve
#导入随机拆分工具
from sklearn. model_selection import ShuffleSplit
```

（2）定义函数绘制学习曲线。

```
def plot_learning_curve(estimator, title, X, y, ylim=None, cv=None,n_jobs=1, train_sizes=np.
linspace(.1, 1.0, 5)):
        plt. figure()
plt. title(title)
    if ylim is not None:
        plt. ylim( * ylim)
    plt. xlabel("Training examples")
    plt. ylabel("Score")
    train_sizes, train_scores, test_scores = learning_curve(estimator, X, y,cv=cv, n_jobs=n_jobs,
train_sizes=train_sizes)
    train_scores_mean = np. mean(train_scores, axis=1)
    test_scores_mean = np. mean(test_scores, axis=1)
plt. grid()
    plt. plot(train_sizes, train_scores_mean, 'o-', color="r",label="Training score")
    plt. plot(train_sizes, test_scores_mean, 'o-', color="g",label="Cross-validation score")
    plt. legend(loc="lower right")
    return plt
```

（3）绘制高斯朴素贝叶斯在威斯康星乳腺肿瘤数据集中的学习曲线。

```
title = "Learning Curves (Naive Bayes)"
cv = ShuffleSplit(n_splits=100，test_size=0.2，random_state=0)
estimator = GaussianNB()
plot_learning_curve(estimator, title, X, y, ylim=(0.9, 1.01), cv=cv, n_jobs=4)
plt.show()
```

6.3.3　结果分析

输出数据集的信息以及对高斯朴素贝叶斯建模的得分和学习曲线。

```
==================数据集信息==================
dict_keys(['data', 'target', 'target_names', 'DESCR', 'feature_names', 'filename'])
肿瘤的分类：['malignant' 'benign']
肿瘤的特征：['mean radius' 'mean texture' 'mean perimeter' 'mean area'
'meansmoothness' 'mean compactness' 'mean concavity'
'mean concave points' 'mean symmetry' 'mean fractal dimension'
'radius error' 'texture error' 'perimeter error' 'area error'
'smoothness error' 'compactness error' 'concavity error'
'concave points error' 'symmetry error' 'fractal dimension error'
'worst radius' 'worst texture' 'worst perimeter' 'worst area'
'worst smoothness' 'worst compactness' 'worst concavity'
'worst concave points' 'worst symmetry' 'worst fractal dimension']


==============高斯朴素贝叶斯建模==============
训练集数据形态：(426，30)
测试集数据形态：(143，30)
训练集得分：0.948
测试集得分：0.944
```

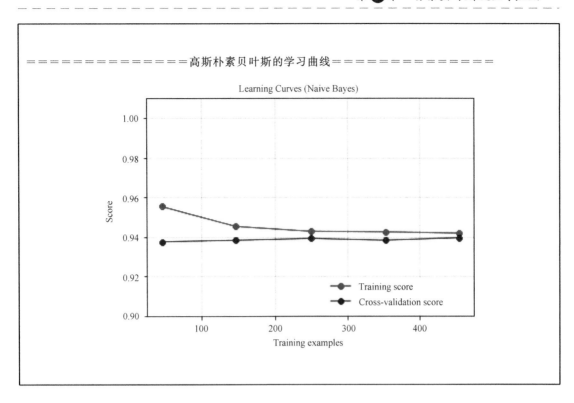

=============高斯朴素贝叶斯的学习曲线=============

6.4 讨论与总结

朴素贝叶斯分类器是一种基于贝叶斯定理的分类算法,具有以下优点:①算法简单,易于理解和实现。它不需要复杂的参数调节过程,也不需要大量的训练数据。②适用范围广,可以应用于多种不同的数据类型。③由于只需要计算每个特征的概率,故可以处理缺失数据。④在处理噪声数据时表现出很好的鲁棒性。⑤计算效率高:朴素贝叶斯分类器需要估计的参数很少,因此它的计算效率很高。

当然,朴素贝叶斯分类器也存在一些缺点:①朴素贝叶斯分类器假设每个特征之间相互独立。这个假设在现实中并不总是成立,因此可能会影响分类的准确性。②如果数据集中某个类别的样本数量非常少,朴素贝叶斯分类器可能会出现偏差,导致分类准确性下降。

综上所述,朴素贝叶斯分类器是一种简单而有效的分类算法,在实际应用中具有广泛的应用价值。但是,在使用该算法时需要注意其假设条件,以提高分类的准确性和效率。

本章首先介绍了朴素贝叶斯算法的来源、一些基本概念,以及可以应用到的场景和常见的几种朴素贝叶斯模型,接着介绍了朴素贝叶斯算法的基本思想和分类流程。最后利用算法来对肿瘤进行分类与预测。

6.5　练习与拓展

1. 贝叶斯和朴素贝叶斯的区别是什么?

2. 朴素贝叶斯的分类流程是什么?

3. 朴素贝叶斯的优缺点是什么?

4. 朴素贝叶斯适用于什么场景?

5. 请简述朴素贝叶斯的基本思想。

第7章 PCA 降维及医学应用

7.1 降维概论

7.1.1 降维问题的起源

数据挖掘旨在从大量数据中寻找其规律。那么,首先请思考一个问题:如何描述这些数据? 以诊疗数据为例,如果要采集一位患者的基本信息,那么首先要收集患者的姓名、性别等,而这些称为数据的特征(Feature);特征的数量称为数据的特征维数,简称为维数(Dimensionality)。一位患者的所有特征构成了一条记录,而这些记录的集合就构成了一个数据集,诊疗数据挖掘的目的就是从这些数据集中挖掘出有用的信息。

然而近年来,随着计算机技术的发展,人们获取到的数据的维数和数量日益增长。大量的数据中包含更多的信息,但也随之带来了新的挑战。在进行数据挖掘时,如果数据的维数过高,就会带来一系列问题。一方面,过高的维数带来的大量无关和冗余信息会增大学习任务的难度;另一方面,维数过高会使距离计算和矩阵运算等变得极其困难。通常把这种现象称为"维数灾难"(Curse of Dimensionality)。举例来说,声音与图像数据的特征维度更高,而在临床应用中,这两类数据通常容易采集,并且发挥着重要的作用。因此在诊疗数据中,维数灾难问题是普遍存在的。

7.1.2 降维的基本概念

为了缓解维数灾难,需要对数据集进行降维(Dimension Reduction)。所谓降维,就是采取某种映射方法,将高维特征空间中的数据点映射到低维度的空间中,从而实现特征维数的降低。这种映射可以是直接剔除某些无用的特征,也可以是利用线性或非线性变换,通过原始特征的组合得到新特征,如图 7.1 所示。

举例来说,为了预测患者是否患心脏病,我们收集了患者的 ID、社保卡号、年龄、性别、是否抽烟、是否胸痛、胸痛类型、血压、胆固醇、血糖等特征。显然,ID 与社保卡号与患者是否患心脏病无任何关系,属于无关特征,需要将其剔除;是否胸痛则包含在胸痛类型中,属于冗余特征,也可以将其剔除。然而在实际应用中,手动对特征进行逐个筛选是一项费时费力的工作,为此可以基于特征数据的数学性质,构造满足要求的变换进行降维,这也是本章将要着重介绍的。

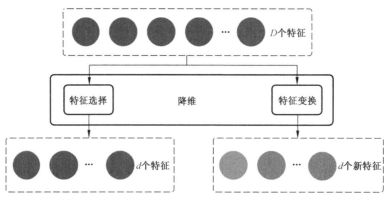

图 7.1 降维示意图

7.1.3 降维的用途

降维的用途可分为两类:一是降低学习成本和提高学习性能;二是对不相关和冗余维度进行约简。

对于降低学习成本和提高学习性能方面,经过降维后,数据规模会缩小,相关的计算也会变得更加简单,降低了学习的成本;降维后样本点间的距离会缩短,样本点更加密集,这样再对其进行学习更容易找出样本点间的联系,从而提高学习的性能。

不相关和冗余维度约简的方法可总结为两种:特征选择和记录选择。特征选择的目的是确定哪些特征是重要的,哪些特征是不相关的或者冗余的。记录选择的过程则是对数据记录进行筛选,排除不重要的记录。特征选择减少了数据集的特征维数,而记录选择减少了数据集的记录数量,最终排除了数据集中的不相关和冗余数据,可以提高后续数据挖掘算法的性能与效果。

7.1.4 降维的分类

在第 2 章 2.3 节中,已经介绍了两种方法:特征选择(Feature Selection)与特征变换(Feature Transformation),这两种方法都可以实现降维,但二者采取的方式有所不同。

特征选择从 D 个特征中选出 $d(<D)$ 个特征,从而去除无关特征和冗余特征。所谓无关特征,即这些特征与学习任务不相关,例如当地人的男女比例就与明天是否会下雨不相关;所谓冗余特征,即特征之间存在相关性,有一些特征可以由其他特征的线性组合得到,那么这些特征就是冗余的。

特征选择的常见方法有过滤法、包裹法、嵌入法等。过滤法按照特征自身的发散性或特征与特征间的相关性对各个特征进行评分,设定阈值或者待选择特征的个数,选择特征;包裹法根据目标函数,每次选择若干特征或者排除若干特征,直到选择出最佳的子集;嵌入法首先选择特定的机器学习的算法和模型进行训练,得到各个特征的权重,即各个特征的重要性程度,再根据权重从大到小选择特征。

特征变换通过适当的变换把 D 个特征转换成 $d(<D)$ 个新特征。本章要介绍的 PCA 降维方法就属于特征变换。

PCA 采用的特征变换是线性变换。若 $x \in \mathbf{R}^D$ 是 D 维原始特征,其中 $\mathbf{R}^D$ 代表 D 维样本空间,那么变换后的 d 维新特征 $y \in \mathbf{R}^d$ 为

$$y = \mathbf{W}^{\mathrm{T}} x$$

其中,$\mathbf{W}$ 是 $D \times d$ 维矩阵,称为变换矩阵。不同的线性特征变换方法根据训练样本选择适当的 $\mathbf{W}$,使某种特征变换的准则最优。例如 PCA 使样本点经投影后具有最大方差,从而使降维后的数据包含最多的信息;线性判别分析(Linear Discriminant Analysis,简称 LDA)使样本点经投影后具有最大的类间距离和最小的类内距离,从而实现降维。

除此之外,有些方法采用非线性变换对数据集进行降维,即从高维空间到低维空间的函数映射是非线性的。其中,基于核的主成分分析方法利用核技巧对主成分分析法进行非线性推广,而更多的非线性变换方法基于流形学习(Manifold Learning)实现。流形可以视为三维欧式空间中曲线和曲面概念的推广,但它可以具有更高的维数。低维流形可以用来简化高维数据的数据表示,并且可以用来表示高维数据的非线性分布。流形学习将数据样本在高维空间中的分布视为低维流形嵌入高维空间中,低维流形在局部上具有欧式空间的性质,因此可以在局部建立降维映射关系,然后再设法将局部映射关系推广到全局。

7.2　PCA 的理论推导

7.2.1　PCA 的主要思想

主成分分析(Principal Component Analysis,简称 PCA)是一种常用的降维方法。PCA 从一组特征中计算出一组按重要性从大到小排列的新特征,它们是原有特征的线性组合,且互不相关。

那么,如何衡量特征的重要性呢?换句话说,如何用一个超平面(平面的高维推广)对高维特征空间中的样本进行表达,以实现降维?事实上,应该让样本点在这个超平面上的投影尽可能分开,即投影后样本点的方差最大。我们把这个性质称为最大可分性。如图 7.2 所示,在方差最大方向上的投影能更好地把样本点区分开来,包含着更多的有用信息。

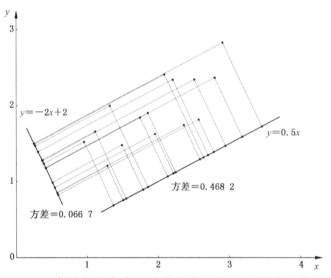

图 7.2 在方差最大方向上的投影能更好地把样本区分开来

假设原始数据的特征维数是 D,所在样本空间为 $\mathbf{R}^D$,则 PCA 的主要思想是从数据集所在的原始样本空间中,顺序地找出一组相互正交的基向量,其中第一个基向量使原始数据点投影到其对应超平面后方差最大;第二个基向量与第一个基向量正交,且使原始数据点投影到其对应超平面后方差最大;第三个基向量与第一、二个基向量正交,且使原始数据点投影到其对应超平面后方差最大。依次类推,可以最多得到 D 个这样的基向量。

实际上,大部分方差都包含在前 d 个基向量对应投影平面上,于是可以只保留前 d 个基向量。实际上这相当于只保留包含绝大部分方差的特征维度,而忽略包含方差几乎为 0 的特征维度,实现对数据特征的降维处理。最后可以根据这 d 个相互正交的基向量得到降维后的样本空间 $\mathbf{R}^d$,且 $\mathbf{R}^D$ 到 $\mathbf{R}^d$ 的投影矩阵就是 PCA 要求解的变换矩阵 $\mathbf{W}$。

7.2.2 PCA 的数学推导

上一节中讲解了 PCA 的主要思想,接下来给出 PCA 的数学推导。

记原始数据的特征维数为 D,其中任一样本点 $\boldsymbol{x}=(x_1,x_2,\cdots,x_D)^{\mathrm{T}}$,设其经线性特征变换后的新样本点 $\boldsymbol{y}=(y_1,y_2,\cdots,y_D)^{\mathrm{T}}$,特征变换矩阵 $\boldsymbol{W}=(\boldsymbol{w}_1,\boldsymbol{w}_2,\cdots,\boldsymbol{w}_D)$,则有

$$y_i=\sum_{j=1}^{D}w_{ij}x_j=\boldsymbol{w}_i^{\mathrm{T}}\boldsymbol{x} \tag{7-1}$$

为了统一 y_i 的尺度,不妨令 $\boldsymbol{w}_i$ 的模为 1,即

$$\boldsymbol{w}_i^{\mathrm{T}}\boldsymbol{w}_i=1 \tag{7-2}$$

式(7-1)的矩阵形式为

$$\boldsymbol{y}=\boldsymbol{W}^{\mathrm{T}}\boldsymbol{x} \tag{7-3}$$

PCA要求解的是最优的正交变换 W，使新特征 y_i 的方差达到最大值。其中正交变换保证了新特征间不相关，而新特征的方差越大，样本在该维特征上的差异越大，这一特征的重要性就越高。

考虑第一个新特征 y_1，有

$$y_1 = \sum_{j=1}^{D} w_{1j} x_j = \boldsymbol{w}_1^\mathrm{T} \boldsymbol{x} \tag{7-4}$$

对其求方差得

$$\mathrm{var}(y_1) = E(y_1^2) - E(y_1)^2 = E(\boldsymbol{w}_1^\mathrm{T} \boldsymbol{x} \boldsymbol{x}^\mathrm{T} \boldsymbol{w}_1) - E(\boldsymbol{w}_1^\mathrm{T} \boldsymbol{x}) E(\boldsymbol{x}^\mathrm{T} \boldsymbol{w}_1) = \boldsymbol{w}_1^\mathrm{T} \boldsymbol{\Sigma} \boldsymbol{w}_1 \tag{7-5}$$

其中，$E(\ )$ 是数学期望，$\boldsymbol{\Sigma}$ 是 x 的协方差矩阵。要在约束条件 $\boldsymbol{w}_1^\mathrm{T} \boldsymbol{w}_1 = 1$ 下求 y_1 方差的最大值，这等价于求下列拉格朗日函数的极值：

$$f(\boldsymbol{w}_1) = \boldsymbol{w}_1^\mathrm{T} \boldsymbol{\Sigma} \boldsymbol{w}_1 - \lambda(\boldsymbol{w}_1^\mathrm{T} \boldsymbol{w}_1 - 1) \tag{7-6}$$

其中，λ 是拉格朗日乘子。式(7-6)对 $\boldsymbol{w}_1$ 求导并令导数等于零，可得

$$\boldsymbol{\Sigma} \boldsymbol{w}_1 = \lambda \boldsymbol{w}_1 \tag{7-7}$$

这是协方差矩阵 $\boldsymbol{\Sigma}$ 的特征方程，则 $\boldsymbol{w}_1$ 是 $\boldsymbol{\Sigma}$ 的特征向量。将式(7-7)代入式(7-5)得

$$\mathrm{var}(y_1) = \boldsymbol{w}_1^\mathrm{T} \boldsymbol{\Sigma} \boldsymbol{w}_1 = \lambda \boldsymbol{w}_1^\mathrm{T} \boldsymbol{w}_1 = \lambda \tag{7-8}$$

则最优情况下，$\mathrm{var}(y_1)$ 取协方差矩阵 $\boldsymbol{\Sigma}$ 的最大特征值，$\boldsymbol{w}_1$ 取此特征值对应的特征向量。我们把 y_1 称为第一主成分，它是原始特征的所有线性组合中方差最大的。

接下来考虑第二个新特征 y_2，它同样需要满足方差最大、线性组合系数 $\boldsymbol{w}_2$ 的模为1这两个条件。此外，y_2 必须与 y_1 不相关，即

$$E(y_1 y_2) - E(y_1) E(y_2) = 0$$

代入式(7-1)可得

$$\boldsymbol{w}_2^\mathrm{T} \boldsymbol{\Sigma} \boldsymbol{w}_1 = 0$$

再代入式(7-7)可得

$$\boldsymbol{w}_2^\mathrm{T} \boldsymbol{w}_1 = 0 \tag{7-9}$$

即 $\boldsymbol{w}_2$ 与 $\boldsymbol{w}_1$ 正交。在 $\boldsymbol{w}_2^\mathrm{T} \boldsymbol{w}_1 = 0$ 和 $\boldsymbol{w}_2^\mathrm{T} \boldsymbol{w}_2 = 1$ 这两个约束条件下最大化 y_2 的方差，可以得到 $\boldsymbol{w}_2$ 是 $\boldsymbol{\Sigma}$ 的第二大特征值对应的特征向量(注：协方差矩阵 $\boldsymbol{\Sigma}$ 是实对称矩阵，它的特征向量一定相互正交)，y_2 称为第二主成分。

协方差矩阵 $\boldsymbol{\Sigma}$ 共有 D 个特征值 $\lambda_i, i = 1, \cdots, D$（包含可能相等和为0的特征值），把它们从大到小排序为 $\lambda_1 \geqslant \lambda_2 \geqslant \cdots \geqslant \lambda_D$。记 λ_i 对应的特征向量为 $\boldsymbol{w}_i$，按照与上面相同的方法，可以得出由 $\boldsymbol{w}_i$ 构造的 D 个主成分 $y_i, i = 1, \cdots, D$，即式(7-1)，且全部主成分的方差之和为

$$\sum_{i=1}^{D} \mathrm{var}(y_i) = \sum_{i=1}^{D} \lambda_i \tag{7-10}$$

这样就完成了主成分的求解。

在实际应用中,为了方便计算协方差矩阵,人们通常把主成分进行零均值化,即用

$$y = \boldsymbol{W}^{\mathrm{T}}(\boldsymbol{x} - \boldsymbol{\mu}) \tag{7-11}$$

代替式(7-1)。

7.3 PCA 的实现

根据 7.2 节的推导,我们得到了主成分的求解方法。此节将据此给出 PCA 的实现。

7.3.1 PCA 的算法实现

很多情况下,数据中的大部分方差集中在较少的几个主成分上,即这几个主成分包含了大多数信息。在样本空间 $\mathbf{R}^D$ 中,最多可以求解出 D 个主成分。为了实现对原始数据的降维,我们取前 d 个主成分,即对协方差矩阵 $\boldsymbol{\Sigma}$ 的特征值从大到小排序后,取前 d 个特征值对应的特征向量构成 $\boldsymbol{W} = (\boldsymbol{w}_1, \boldsymbol{w}_2, \cdots, \boldsymbol{w}_d)$,这就是主成分分析的解。

表 7.1 给出了 PCA 的算法描述。

表 7.1　PCA 算法

输入:样本集$\{x_1, x_2, \cdots, x_n\}$

　　低维空间维数 d

过程:

　　(1) 对所有样本进行中心化:$\boldsymbol{x}_i \leftarrow \boldsymbol{x}_i - \boldsymbol{\mu}$。

　　(2) 计算样本的协方差矩阵 $\boldsymbol{\Sigma} = \boldsymbol{X}\boldsymbol{X}^{\mathrm{T}}$。

　　(3) 对协方差矩阵 $\boldsymbol{\Sigma}$ 做特征值分解。

　　(4) 取最大的 d 个特征值所对应的特征向量 $\boldsymbol{w}_1, \boldsymbol{w}_2, \cdots, \boldsymbol{w}_d$。

输出:投影矩阵 $\boldsymbol{W} = (\boldsymbol{w}_1, \boldsymbol{w}_2, \cdots, \boldsymbol{w}_d)$

在上面的算法中,降维后的低维空间维数 d 通常由用户指定。在很多情况下,可以事先确定希望新特征所能代表的数据总方差的比例 P,然后可根据式(7-10)确定适当的 d,即

$$\sum_{i=1}^{d} \lambda_i / \sum_{i=1}^{D} \lambda_i = P \tag{7-12}$$

进行 PCA 降维后,如果想要评估降维的效果,一般通过比较降维前后学习器的性能,若性能提高则降维有效。

7.3.2 PCA 算例

给定一个矩阵

$$A = \begin{bmatrix} 1 & 2 & 3 \\ 5 & 8 & 7 \\ 1 & 2 & 1 \end{bmatrix}$$

其中每一行代表一个样本,每一列代表一种特征。

首先对其进行中心化,得到中心化后的矩阵 X

$$X = \begin{bmatrix} -1.33 & -2 & -0.67 \\ 2.67 & 4 & 3.33 \\ -1.33 & -2 & -2.67 \end{bmatrix}$$

计算协方差矩阵

$$\Sigma = XX^{\mathrm{T}} = \begin{bmatrix} 5.33 & 8 & 6.67 \\ 8 & 12 & 10 \\ 6.67 & 10 & 9.33 \end{bmatrix}$$

对协方差矩阵进行特征值分解,得到特征值为 $26, -3.27, 0.67$。

最大的两个特征值对应的特征向量组成了投影矩阵

$$W = \begin{bmatrix} -0.45 & -0.32 \\ -0.67 & -0.49 \\ -0.58 & 0.81 \end{bmatrix}$$

X 与投影矩阵相乘即可得到降维后的结果:

$$X^* = XW = \begin{bmatrix} 2.34 & 0.87 \\ -5.85 & -0.11 \\ 3.51 & -0.76 \end{bmatrix}$$

7.3.3　PCA 的代码实现

读者可以在 sklearn 库中直接调用 PCA 函数,从而在 Python 中实现 PCA 算法,算法实例如下所示:

```
# 导入库
from sklearn. decomposition import PCA
# 预备进行降维的矩阵
matrix = [[1, 2, 3],
          [5, 8, 7],
          [1, 2, 1]]
# 声明 PCA
```

```
pca = PCA(n_components=2)
# 进行降维
matrix_d = pca.fit_transform(matrix)
# 打印结果
print(matrix_d)
'''运行结果
[[-2.33959061   0.86518091]
 [ 5.84897652  -0.10814761]
 [-3.50938591  -0.7570333 ]]
'''
```

对与 7.3.2 中相同的矩阵进行降维，可以看到结果与之前相同。

此外，下面给出了 PCA 的底层代码实现，供读者参考。

```
def pca(X, n_components):
    '''
    X:原始样本
    n_components:降维后维数
    '''
    m, n = np.shape(X)
    # 对样本进行中心化
    X = X-np.tile(np.mean(X, axis=0), (m, 1))
    # 计算协方差矩阵
    covX = np.cov(X.T)
    # 求解协方差矩阵的特征值和特征向量
    featValue, featVec = np.linalg.eig(covX)
    # 按照 featValue 进行从大到小排序
    index = np.argsort(-featValue)
    # 进行降维
    finalData = []
    if n_components > n:
        print ("n_components must lower than feature number")
        return
    else:
        W = np.matrix(featVec.T[index[:n_components]])
        X_pca = X * W.T
    return X_pca
```

7.4 PCA 的医学应用——帕金森病分类实验

7.4.1 问题描述

让我们以一个分类问题为例开展实验,介绍 PCA 在医学数据挖掘方面的应用。这次实验选取的数据集是 UCI Machine Learning Repository 上的帕金森疾病分类数据集(https://archive. ics. uci. edu/ml/datasets/Parkinson％27s＋Disease＋Classification)。UCI Machine Learning Repository 是一个开放的机器学习仓库,其上的机器学习数据集被广泛地用于进行机器学习算法实验。

帕金森病(Parkinson's Disease,PD)是一种常见的神经系统变性疾病。本实验的任务是基于收集的特征判断患者是否患帕金森病,即对患者进行分类。本实验中使用的数据来自伊斯坦布尔大学医学院神经病学系的 188 名 PD 患者(107 名男性和 81 名女性),年龄从 33 岁到 87 岁不等。对照组由 64 名健康个体(23 名男性和 41 名女性)组成,年龄在 41 至 82 岁之间。在数据收集过程中,将麦克风设置为 44.1 kHz,在医生检查后,从每个受试者中收集元音/a/的持续发声,重复三次。采集的患者发音记录经各种语音信号处理算法处理后,就得到了一系列特征,包括时间频率特征、Mel 频率胸腔系数(MFCCs)、基于小波变换的特征、声带特征和 TWQT 特征等,以提取对临床有用的 PD 评估信息。

最终,此数据集包含 753 个特征,756 个实例(每名患者记录了多组发音数据)。由于数据集的特征维数较高,有必要对其进行降维。最终,要基于此数据集执行二分类任务,以判断患者是否患帕金森病。

7.4.2 解决方案

首先,需要对数据集进行数据预处理。这里采用的数据预处理手段是 min-max 标准化(Min-Max Normalization),即

$$x' = \frac{x - min}{max - min} \tag{7-13}$$

其中,x 为样本在某特征上的分量;max 为此特征的最大值;min 为此特征上的最小值。这样所有特征的值域均被限制在[0,1]内,防止特征值域不同对分类器的潜在影响。

此数据集的特征维数较高,需要使用 PCA 算法对其进行降维。在使用 PCA 算法进行降维时,一个很重要的问题是如何确定降维后的维数。维数过高会导致数据的复杂度没有得到充分降低,大量冗余信息没有被排除;维数过低会导致有用信息的丢失,进而影响分类器的预测精度。因此需要根据数据的复杂度和最终的预测精度对降维后的维数进行适当调整,以符合我们的需求。在下一节会基于实际结果对此点加以说明。

完成降维后,需要选取适当的分类器对数据进行分类,以完成分类任务。这里选择了伯努利模型的朴素贝叶斯分类器,这是一个常用的机器学习分类器,读者可以通过 sklearn 库调用它的实现,代码示例如下所示。

```
# 导入库
import sklearn. naive_bayes as sk_bayes
# 声明伯努利模型的朴素贝叶斯分类器
clf = sk_bayes. BernoulliNB()
# 根据训练集训练
clf. fit(X_train, y_train)
# 对测试集进行预测
y_predict = clf. predict(X_test)
```

上述过程的流程图如图 7.3 所示。

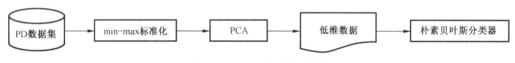

图 7.3   PD 分类流程图

7.4.3   结果分析

首先介绍实验的对照组。在本实验中,选取的对照组没有使用 PCA 算法降维,其余流程与图 7.3 中所述相同。

接下来介绍本实验所采用的评价指标。本实验中采用了精确率、召回率、F1 score 三个指标。

精确率指模型预测为正的样本中实际也为正的样本占被预测为正的样本的比例,即

$$Precision = \frac{TP}{TP + FP} \tag{7-14}$$

其中,TP 表示实际为正被预测为正的样本数量;FP 表示实际为负但被预测为正的样本数量。

召回率指实际为正的样本中被预测为正的样本所占实际为正的样本的比例,即

$$Recall = \frac{TP}{TP + FN} \tag{7-15}$$

其中,FN 表示实际为正但被预测为负的样本的数量。

F1 score 是精确率和召回率的调和平均值,即

$$F1 = \frac{2 * Precision * Recall}{Precision + Recall} \tag{7-16}$$

我们指定降维后的维数 n_components 为 23,分别对使用 PCA 降维的实验组和不使用 PCA 的对照组进行实验,实验结果得到的三项指标值如表 7.2 所示。由于分类结果有患帕金森病和不患帕金森病两类,对这两类分别计算上述三项指标,并根据两类样本的多少进行加权平均,得到最终的实验结果。

表 7.2　PCA 实验结果

	精确率	召回率	F1 score
无 PCA 降维	0.6528	0.7619	0.6945
有 PCA 降维	0.8600	0.8624	0.8430

可以看到,有 PCA 降维的实验组,其各项指标均优于无 PCA 降维的对照组。这是因为 PCA 降维将主成分提取出来,按重要性从大到小进行排列,并且降维后剔除了冗余数据,使得朴素贝叶斯分类器能更好地分析出与患帕金森病相关的特征,以进行正确分类。

细心的读者可能注意到,在进行 PCA 降维时指定了降维后的维数为 23,这是因为在此维数上分类器的预测效果最好。实际上,降维后维数不同,分类器的表现也会有所不同。我们在不同的降维后维数上开展实验,以 F1 score 为评价指标,研究了不同降维维数下的预测精度,结果如图 7.4 所示。

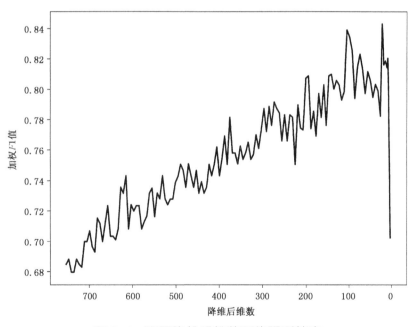

图 7.4　不同降维后维数下的预测精度

可见,随着维数的降低,预测精度整体上呈上升趋势,并在维数取到 23 时达到最大值,之后预测精度骤然下降。这是因为维数过高时,数据中包含了过多的冗余信息,而维数过低时,数据中的有用信息被剔除,预测精度反而下降。

事实上,PCA是一个有损降维算法,因此不能保证降维后预测精度一定会上升,尤其是在高性能学习器能充分挖掘高维数据潜在信息的情况下。因此在实际应用处理超高维数据时,应尽量选择使预测精度升高的降维维数;如果没有,则可以指定一个阈值,在预测精度大于阈值的前提下进行降维,从而达到降低数据复杂度,加快训练和预测速度的目的。

7.4.4 利用 PCA 可视化高维数据

此小节基于本实验给出一个 PCA 降维的拓展应用——高维数据可视化。

进行数据分析时,可视化可以直观地展示数据的分布情况。可视化可以带来很多好处,例如在进行数据分类时,可视化可以判断数据是否为线性可分的,如果是,则直接采用线性分类器就可以有很好的分类效果;在进行聚类时,可视化可以帮助人们判断聚类的数量;可视化还可以帮助判断数据的分布是否为线性的,从而决定是否采用非线性方法。

但可视化仅限于三维以下的空间,而数据的维数往往远高于此。因而,需要寻找一种映射,将高维空间中的数据映射到三维空间或二维平面,并且映射后能尽可能地保留原有的分布情况。这实际上就是降维操作,所以我们可以使用 PCA 来实现。

PCA 是最常用的高维数据可视化方法之一。前面已经介绍过,PCA 降维之后,可以得到重要性由高到低的各个主成分。最直接的做法是选取第一、二主成分构成 x、y 轴,这样样本点就被映射到了二维平面上。如果样本点本身包含标签,还可以使用不同的颜色/形状等表示不同的分类,这样就能清楚地观察到不同分类样本点的分布状况。此外,也可以选择其他主成分,抑或三维的特征进行可视化。图 7.5 给出了本实验的 PD 数据集前两个主成分的可视化结果,图中可以直观地看出患帕金森与不患帕金森病的分布情况。

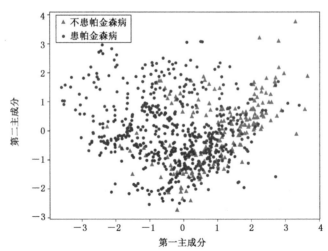

图 7.5 使用 PCA 可视化 PD 数据集

7.5　其他降维方法

本节将介绍两种降维方法：线性判别分析与核主成分分析，它们可视为主成分分析在两个不同方向上的拓展。

7.5.1　线性判别分析

主成分分析是一种无监督的线性降维方法，它在降维时没有参考样本的分类信息。线性判别分析（即 LDA）是最常见的有监督线性降维方法之一，它的思想与 PCA 十分相近。

LDA 的目标是寻找一个映射，将样本点从高维空间映射到低维空间，使得映射后同类别的样本点方差尽可能小，不同类别的距离尽可能大；而 PCA 的目标则是使映射后样本点的方差尽可能大。经过 LDA 降维后，不同类别间距离更远，而同类别的样本点更加接近。

LDA 还可以用来进行分类。新样本点经过映射后，根据它与不同类别中心点的距离即可判断它属于哪个类别。

LDA 的优点是它利用了样本分类的先验知识，可以实现有监督的降维；LDA 在样本分类信息更依赖样本均值而不是样本方差时，优于 PCA。但是，LDA 也存在着一些缺点。由于 LDA 在降维时依赖样本点的分类，因此 LDA 降维后的维数不能低于类别数-1；LDA 在样本分类信息更依赖样本方差时，表现不如 PCA；此外，由于过度依赖样本的分类信息进行降维，LDA 有可能出现过拟合状况。

7.5.2　核主成分分析

我们之所以能利用 PCA 降维，在低维数据中保留高维数据中的大部分信息，是因为高维特征中，某些特征是线性相关的，抑或某些特征包含了无用的信息，通过降维可以剔除这些无用的特征维度。PCA 使用线性变换对高维数据进行降维，但它能成立的前提是高维数据的分布是线性的。如果高维数据的原始分布是非线性的，对其进行线性变换就可能会破坏原有的分布，从而降维后的低维数据不能很好地表示原数据。

因此，要保留高维数据中的非线性分布，就要采用非线性变换方法进行降维。这里以通过核函数进行非线性变换为例进行介绍。

顾名思义，核主成分分析（Kernal PCA，简称 KPCA）方法通过核函数实现非线性变换。KPCA 的基本思想是，先对高维数据进行非线性变换，再对变换后的空间进行主成分分析，实现对原有数据的降维。利用与 SVM 中相同的原理，非线性变换空间中的协方差矩阵可以通过原空间中的核函数进行运算，从而绕过了复杂的非线性变换，这样就完成了式(7-7)中协方差矩阵的求解。

KPCA 首先通过核函数计算矩阵

$$K = \{K_{ij}\}_{n \times n}, K_{ij} = (\phi(x_i), \phi(x_j)) = k(x_i, x_j) \tag{7-17}$$

其中,n 为样本数;x_i, x_j 是原空间中的样本;$k(x_i, x_j)$ 是核函数;$\phi()$ 是非线性变换(并不需要知道如何运算)。之后即可用 K 代替式(7-7)中的协方差矩阵,进行 PCA 降维。

因此,应用 KPCA 的前提是样本的分布是非线性的,否则对其进行非线性变换可能会起到负面效果。此外,还需根据样本的实际分布选取合适的核函数,以更好地对样本进行拟合。

7.6 讨论与总结

本章首先介绍了降维问题的起源、基本概念、用途以及分类。然后对常用的降维方法——PCA 降维进行了详细介绍。PCA 使用线性变换实现降维,它使得高维特征中的主成分在降维后被保留下来。最后,我们利用 PCA 进行了帕金森病分类实验。PCA 使得计算机能够自动提取出特征中的有用信息,可以有效地解决诊疗数据中普遍存在的"维数灾难"问题,是诊疗数据处理中的关键步骤。

下面对 PCA 的优缺点与应用流程进行讨论。

7.6.1 PCA 的优缺点

PCA 通过线性变换将样本从高维空间投影到低维空间,在这个过程中,最小的 $D-d$ 个特征值对应的特征被舍弃,这是降维导致的结果,但舍弃这部分特征往往是必要的。一方面,舍弃这部分信息之后可以缓解"维数灾难"现象,这正是降维的重要动机;另一方面,当数据受噪声影响时,最小的特征值所对应的特征向量往往与噪声有关,将它们舍弃能在一定程度上起到降噪的效果。

原始数据经过 PCA 降维后,缓解了"维数灾难"现象,样本间的距离得以缩短,降低了学习算法的计算开销,同时还可以起到一定的降噪作用。

然而,PCA 所采取的特征变换方式是非监督的。一方面,PCA 没有考虑样本类别的信息,以最大方差为目标进行的主成分分析并不一定总有利于后续的学习任务;另一方面,如果用户对原始数据有一定的先验知识,掌握了数据的一些特征,却无法通过参数调整等方法对降维过程进行干预,可能无法得到预期的效果。

并且,PCA 不可避免地抛弃了原始样本中的部分信息。理想情况下,被抛弃的信息是对解决实际问题无关或冗余的信息;但在实际应用中,为了实现有效的降维,PCA 往往会不可避免地抛弃有用信息,进而对后续的数据挖掘任务产生影响。

7.6.2　PCA 的应用流程

（1）问题定义

首先要把一个实际问题抽象并定义为一个数据挖掘问题。举例来说,要对患者进行划分,就定义为分类或聚类问题;要分析患者信息的内在关联,就定义为关联规则挖掘。在此过程中,既要充分了解实际问题所在的应用场景,又要掌握通用的数据挖掘算法。事实上,提出问题的过程往往是最关键的一步。提出了正确的问题,即可使用已有的方法尝试解决问题;但如果提出了错误的问题,后续所有的努力都是无用功。

（2）数据预处理

在实际应用中,首先要根据数据自身的性质与特点对其进行预处理。预处理的好坏会显著影响后续数据挖掘任务的效果。

数据的预处理可以分为对数据的增强和对样本集的预处理。对数据的增强目的是使数据的质量更好,例如对图像进行降噪或增强等;而对样本集的预处理包括对缺失值的处理、特征的合并与分裂等,这个过程可以根据此领域内的专门知识进行,也可以采用一些通用的处理方法。

对于主成分分析来说,通常需要对样本进行归一化处理。假设原始数据中部分特征的变化范围远大于其他特征,这在实际应用中经常出现。如果直接对其进行主成分分析这种最大化方差的方法,往往会造成绝对数据及变化范围大的特征起主导地位,而有时不希望看到这种现象。为此,需要对原始数据的每一特征进行归一化,这样每个特征均具有相同的值域。

（3）PCA 降维

进行 PCA 降维前,需要确定降维后维数。7.4 节中已经介绍了如何确定降维后维数。需要注意的是,降维后维数会对后续的数据挖掘任务产生显著影响,需要根据影响的好坏与先前积累的经验进行确定。

（4）设计并评估数据挖掘算法

此阶段是数据挖掘的核心部分,需要根据最初提出的问题,设计出合适的数据挖掘算法来解决问题。在算法设计的过程中,还要考虑样本是有监督的还是无监督的,即事先有没有给出样本的标签,进而采用对应的数据挖掘算法。算法设计完成后,要对其执行效果进行评估。评估执行效果的目的是帮助对算法以及此前的各个阶段进行改进。

（5）算法执行及结果解释

在此阶段,对实际场景中的样本执行拟定的数据挖掘算法,并对算法执行的结果进行解释。结果解释的目的是利用算法得出的结果进行后续的决策。

7.7 练习与拓展

1. 什么是降维?

2. 请简述降维的分类,并指出分类标准。

3. 请简述 PCA 的基本思想。

4. 使用 PCA 对任一数据集进行降维,并观察前 3 个主成分主要由哪些特征得来。

5. 使用 PCA 降维时,如何确定降维后的维数?

6. 在实际应用中,样本协方差矩阵的特征值分解还可以用奇异值分解代替,试分析其原理。

7. 试述 PCA 与 LDA 的区别与联系。

8. 在诊疗数据挖掘领域,PCA 可以解决哪些问题?

第8章　k-means算法及医学应用

8.1　聚类概论

8.1.1　聚类的起源

人们常说,"物以类聚,人以群分",这句话意味着在自然科学和社会科学中都存在着大量的分类问题。这里的"类""群"用数学语言描述的话,指的是具有相似特征的元素集合。在机器学习中算法通常可以分为两种类型:有监督学习和无监督学习。有监督学习方法通常利用已知的结果信息,通过数据推导出能够产生结果的模型或规律。而无监督学习方法则利用结果信息未知的数据,推导出数据中蕴含的主要特征或规律。聚类是一种无监督学习方法,它的分类结果是根据数据自身的特性而不是预先定义的类别来划分的。

我们思考这样一个问题:以诊疗数据信息为例,这里有大量的患者的数据,包括患者的性别、年龄、医疗费用等特征。我们要根据这些信息把患者划分为若干个类,并使得在每个类中,患者之间相似性尽可能的大,相反在任意两个不同的类中,患者的差异性也尽可能的大。显然这是一个聚类问题,因为事先我们并不知道病人属于哪一类。

在古代,人们很少利用数学工具对物体进行分类,而是主要依赖于专业知识和经验,因此难以实现精确的分类。随着社会的进步和科学技术的发展,为了满足特定的需求,人们对分类的精确度要求变得越来越高,以至于仅仅依靠经验和专业知识无法满足其需求。因此,人们开始在分类学中引入了数学工具,逐渐创造了数值分类学。随后,又在数值分类学中引入了多元分析技术,形成了如今的聚类分析。显然,面对如此多的诊疗数据,仅凭经验手动进行划分是不切实际的。而聚类分析则是利用数学工具将类似于上述患者数据的信息合理地划分成若干个子集。

8.1.2　聚类的目的

如前所述,聚类算法的目的在于将数据集中的个体分为不同的类别或簇,以发现数据中的结构和特征。这些类别或簇应当具有相似的属性和特征,同时与其他类别或簇区分开来。通过对每个类别或簇的深入分析,可以得出每个类别或簇的特点和规律。聚类算法在多个领域中有广泛的应用,如数据挖掘、模式识别、自然语言处理、计算机视觉、推荐系统等。在电商领域,聚类算法可以通过分析消费者的消费习惯和消费模式,将其划分为不同的消费群体,有利于推荐系统向不同的消费群体推荐符合该群体兴趣的商品,增加消费者的满意度从而促进消费水平的增长。在医疗领域,聚类算法可以根据患者的年龄、性别和医疗费用等特征将相似的患者划分到同一子集中。这种划分可以使同一类别中的患者相似度更高,例如医疗费用的方差较小,而不同类别中的患者差异性更大,例如每个类别中病人的医疗费用的均值存在显著差异,通过这种划分有利于医务人员对不同类型的患者统一管理,提升工作效率。

聚类分析算法的主要目的是自动将对象分成不同的组,使得同一组内的对象彼此相似或者具有近似关系,并且不同组之间的差异性尽可能大。在分类过程中,聚类算法只根据对象自身所具有的属性来判断它们之间的相似程度,而无须事先给定任何外部的标签或类别信息。这种无监督的学习方式使得聚类算法能够更加灵活地适用于各种数据分析任务,因此在实践中得到了广泛的应用。

8.1.3 聚类的分类

聚类分析内容非常丰富,传统上,聚类算法从技术上可以分为以下三类,分别是:基于划分的聚类、基于层次的聚类、基于密度的聚类。

1. 基于划分的聚类

基于划分的聚类其原理是给定一个 n 个对象的集合,确定要分成的类别数 k,这里 $k < n$,也就是说把数据划分为 k 个组,使每个组至少包含一个对象。换句话说就是采用划分方法在数据集上进行一层划分,并且使得每个对象必须恰好只属于一组。举例来说,假设这里有一堆二维空间的散点,我们要把这些点划分成若干个类,并且我们想要达成的聚类效果就是"类内的点都足够近,类间的点都足够远"。首先要确定这堆散点最后聚成几类,然后挑选几个点作为初始中心点,再然后依据预先定好的算法给数据点做迭代重置直到最后到达"类内的点都足够近,类间的点都足够远"的目标效果。值得一提的是,大部分划分方法是基于距离的,是一个不断迭代的过程。

2. 基于层次的聚类

层次聚类,是一种很直观的算法。顾名思义就是要一层一层地进行聚类,首先将每个对象作为一个组,可以从下而上地把小的组合并聚集,也可以从上而下地将大的组进行分割。一般用得比较多的是从下而上地聚集,具体而言,就是每次找到距离最短的两个组,然后合并成一个大的组,直到全部合并为一个组或者达到某个提前设定好的终止条件。

3. 基于密度的聚类

密度聚类算法的核心思想是基于数据点之间的密度和连接关系,通过找到密度较高的数据点,逐步将它们连接起来形成不同的聚类簇。它与其他聚类算法的不同之处在于,它不需要预设聚类之后得到的类别的数量,而是通过调整距离和密度的参数来控制聚类的结果。因此,密度聚类算法在处理大规模数据集和复杂数据结构时具有较高的效率和鲁棒性。具体而言,如果一组数据点之间的距离比较近,密度比较高,那么它们就被看作是同一类数据。这种算法常被用于图像分割、异常检测等领域。

k-均值聚类(k-means)是一种最为常见的基于划分聚类的聚类算法,和大多数基于划分聚类方法一样,其划分方法是基于距离的,下面详细地介绍一下。

8.2　k-means 聚类算法

8.2.1　k-means 聚类算法的概念

在机器学习领域中,k-means 聚类算法是最经典的算法之一。k-means 聚类是一种常见的基于样本集合划分的聚类算法。该算法的目标是将数据集划分为 k 个不同的子集,每个子集对应一个聚类簇。该算法的核心思想是通过计算每个样本点与所属聚类簇的中心点之间的距离,将所有样本点分配到最近的聚类簇中,同时通过更新聚类簇的中心点来不断优化划分效果,直到聚类簇的中心点不再发生明显变化。在 k-means 聚类中,每个样本只能被分配到一个聚类簇中 k-means 聚类最大的特点是要在计算之前确定聚类簇 k 的数量。例如在图8.1 中,假设这里有 n 个样本(对应图中的数据点),我们试图将其分到 4 个类中,即选定 k 的值为 4,在执行 k-means 算法之后得到聚类后的结果,如图 8.2 所示,其中每种形状代表一个分好的类。

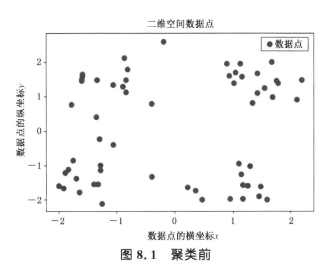

图 8.1　聚类前

k-means 聚类在医学领域具有广泛的应用。例如在医疗费的分析中,分析出影响医疗费用的几个关键因素,通过优化关键因素,可以使医疗费用的使用更加合理有效。下面首先介绍 k-means 算法的基础——相似度的相关概念,接着介绍算法的步骤,之后分析和讨论算法的特性,然后结合一个算例演示算法的过程,最后介绍算法的代码实现。

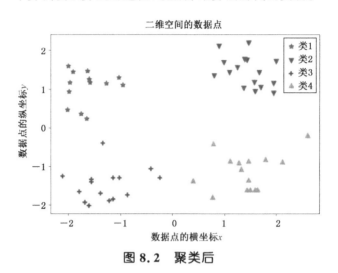

图 8.2　聚类后

8.2.2　相似度计算

聚类是通过根据样本的相似度将其进行归类来揭示数据的内在规律,相似度越大代表两个样本之间越相似,相似度可以用样本之间的向量距离或者余弦夹角来表示,首先我们来介绍向量距离的有关概念。对于给定的 n 个样本集合 $X = \{x_1, x_2, \cdots, x_n\}$,每个样本由一个 m 维特征向量表示,k-means 聚类的目标是将这些样本分成 k 个不同的类或簇,这里假设 $k < n$ 。k-means 算法采用了一种迭代的方法,不断计算样本向量之间的距离,并将它们归类到距离最近的簇中心。每个样本只能属于一个簇。在迭代的过程中,需要不断更新簇中心的位置,直到满足停止条件为止。最终得到的 k 个簇可以用于数据分析和分类等任务。对于距离 $dist(x, y)$,其中 x, y 是任意两个样本,它是一种"距离度量",所以需要满足一些性质:

非负性:$dist(x, y) > 0$。

同一性:$dist(x, y) = 0$ 当且仅当 $x = y$ 。

对称性:$dist(x, y) = dist(y, x)$ 。

直递性(又称"三角不等式"):$dist(x, y) \leqslant dist(x, z) + dist(z, y)$,其中 z 也是任意一个样本。

常用的距离有闵可夫斯基距离、曼哈顿距离和欧氏距离。闵可夫斯基距离越大相似度越小,距离越小相似度越大。

给定样本集合 X ,X 是 m 维实数向量空间 $\mathbf{R}^m$ 中点的集合,其中 $x_i, x_j \in X$,$x_i = (x_{1i}, x_{2i}, \cdots, x_{mi})^T$,$x_j = (x_{1j}, x_{2j}, \cdots, x_{mj})^T$ 样本 x_i 与样本 x_j 的闵可夫斯基距离

（Minkowski Distance）定义为

$$d_{ij} = \left(\sum_{k=1}^{m} |x_{ki} - x_{kj}|^p \right)^{\frac{1}{p}} \tag{8-1}$$

这里 $p \geqslant 1$。特别的，当 $p = 2$ 时称为欧氏距离（Euclidean Distance），即

$$d_{ij} = \left(\sum_{k=1}^{m} |x_{ki} - x_{kj}|^2 \right)^{\frac{1}{2}} \tag{8-2}$$

$p = 1$ 时则称为曼哈顿距离（Manhattan Distance），即

$$d_{ij} = \sum_{k=1}^{m} |x_{ki} - x_{kj}| \tag{8-3}$$

样本之间的相似度也可以用夹角余弦（cosine）来表示。夹角余弦越接近于 1，表示样本越相似；越接近于 0，表示样本越不相似。样本 x_i 与样本 x_j 之间的夹角余弦定义为

$$s_{ij} = \frac{\sum\limits_{k=1}^{m} x_{ki} x_{kj}}{\left(\sum\limits_{k=1}^{m} x_{ki}^2 \sum\limits_{k=1}^{m} x_{kj}^2 \right)^{\frac{1}{2}}} \tag{8-4}$$

用距离度量相似度时，距离越小样本越相似。用相关系数时，相关系数越大样本越相似。注意不同相似度度量得到的结果并不一定一致。从图 8.3 可以看出，如果从距离的角度看，A 和 C 比 B 和 C 更相似，但从相关系数的角度看，B 和 C 比 A 和 C 更相似。

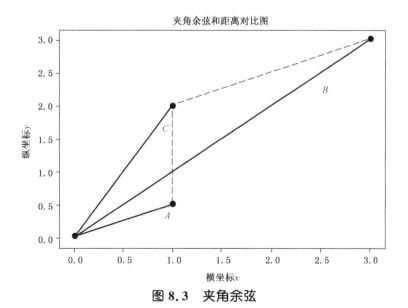

图 8.3　夹角余弦

8.2.3　k-means 算法的步骤

我们在前一小节介绍了 k-means 算法中 3 种常用的距离求解方法。下面介绍 k-means 聚类的过程,首先我们给出 k-means 逻辑算法的简要描述,如表 8.1 所示。

表 8.1　k-means 逻辑算法描述

输入:大小为 n 的样本集合 X,聚类的个数 k;

输出:样本集合 X 的聚类结果 C^*

(1) 初始化。首先令 $t=0$,从 X 中随机选择 k 个样本点作为初始聚类中心:

$$m^{(0)} = (m_1^{(0)}, \cdots, m_l^{(0)}, \cdots, m_k^{(0)})$$

(2) 迭代聚类。根据类中心 $m^{(t)} = (m_1^{(t)}, \cdots, m_l^{(t)}, \cdots, m_k^{(t)})$,其中 $m_l^{(t)}$ 为类 G_l 的中心,首先计算样本集合 X 中的每一个样本分别到每一个类中心的距离,然后将每个样本指派到与其最近的类中心对应的类中,形成聚类结果 $C^{(t)}$。

(3) 计算新的类中心集合。对聚类结果 $C^{(t)}$,计算当前各个类中的样本的均值作为新的类中心。

$$m^{(t+1)} = (m_1^{(t+1)}, \cdots, m_l^{(t+1)}, \cdots, m_k^{(t+1)})$$

(4) 如果迭代未收敛或者不符合停止条件,令 $t = t+1$,返回步 2);否则,算法结束,输出 $C^* = C^{(t)}$。

为了更好地理解算法,还是以二维空间的数据为例,数据分布如图 8.4 所示。现在要对该图中的数据进行聚类。

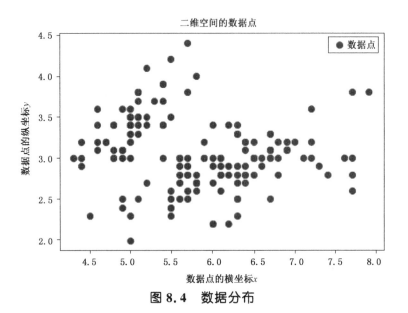

图 8.4　数据分布

(1) 设置 k 值。划分聚类算法在实际使用中,需要先确定聚类的簇数量 k 值。一种常用的方法是通过密度分类来大致确定 k 值。具体来说,可以观察数据的分布情况,看有几个密集的区域。例如,对于单维数据,可以通过观察数据的分布峰的个数来确定 k 值;对于二维数据,可以通过观察散点图来判断数据的分布情况,从而确定 k 值。二维的数据可以通过散点图来判定,如图 8.4 所示,可以确定 $k=4$。可以通过枚举值,然后观察聚类后的结果确定 k 值。需要注意的是,随意确定簇数可能会导致聚类结果不够准确,因此需要谨慎选择 k 值。

本文为了方便理解,手动设置 $k=2$,表明最终这份数据会被聚类成两份。

(2)初始化数据的中心点。k-means 一般是通过代码随机生成初始数据簇的中心。这里可以看到随机生成的初始类中心位置,如图 8.5 中的两个三角号。

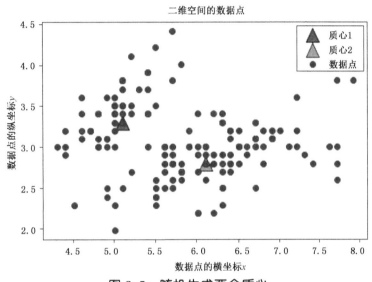

图 8.5 随机生成两个质心

有了初始类中心,算法对数据集中的全部数据做一次遍历,并计算各自到两个类中心的距离,然后将每个样本指派到与其最近的类中心对应的类中,形成第一次迭代的聚类结果。第一次结果可以通过一条斜线进行区分,如图 8.6 所示。

图 8.6 中展示了根据初始质心生成的第一次聚类结果,为了更清断地表达聚类效果,通过一条斜线将第一次迭代的聚类点作区分,斜线左边表示跟第一个类中心同类的聚类点,斜线右边是跟第二个类中心同类的聚类点。通过肉眼可以看出,如果这就是最终的聚类结果的话,是不够理想的。k-means 算法是通过不断地迭代来调优效果的。

(3)不断迭代。在第(2)步中,数据集合被重新区分成了两类。这时候算法需要重新定义类中心,进行下一轮的聚类,新的类中心的定义就是上一次聚类结果每个类别的中心点,如图 8.7 所示,第二次迭代生成了新的类中心点的位置。

通过新的类中心就可以重复聚类操作,用新的类中心计算新的聚类,依次迭代下去,直到类中心不再变化。

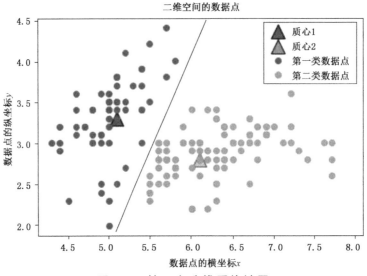

图 8.6　第一次迭代后的结果

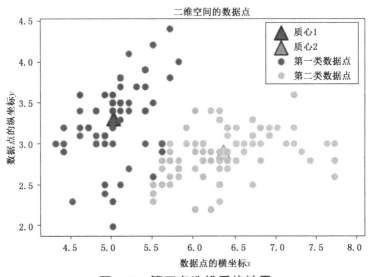

图 8.7　第二次迭代后的结果

（4）最终结果。当类中心不再发生变化时,迭代停止,聚类的结果收敛,这样就生成了相对稳定的聚类结果。可以人工设置迭代次数,当迭代的次数达到设置的阈值时,聚类算法结束,得到最终的聚类结果。如图 8.8 所示。

通过 k-means 的结果图我们可以看出来,数据集被自动分成了两种,从数据的分布来看,这两种数据点的分布相对比较均匀,并且通过 k-means 算法,用户可以得到每组数据的最终分类结果的同时,获取到每个类中心的具体数值。

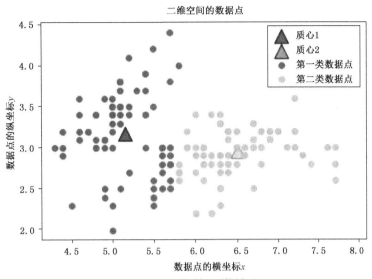

图 8.8　最终的聚类结果

k-means 算法在实际应用中有多种灵活的场景。例如,在上述已经聚类好的两组数据集的基础上,此时有新的数据出现,可以使用 k-means 算法对其进行分类。这种场景通常可以用于数据标记,因为监督学习需要依赖标记好的数据。我们可以先人工标记一部分数据,然后通过 k-means 算法自动标记其他数据。这种方法可以节省大量的时间和成本,同时提高数据标记的准确性。另一种场景是我们可以通过 k-means 算法找到每个类别的中心点,这些中心点在很多场景都具备很重要的意义,因为中心点往往代表着每个类别的最突出的属性。

8.2.4　k-means 算法的特点

我们在前一小节介绍了 k-means 算法的原理及实现过程,接下来对 k-means 算法的特点进行说明。

k-means 聚类有以下特点:k-means 算法是通过不断的迭代来划分类别的聚类方法,不能保证得到全局最优;其类别数 k 需要事先指定;以欧氏距离表示样本之间的距离。

（1）复杂度

k-means 聚类算法的复杂度是 $O(mnk)$。其中,m 是样本维数;n 是样本个数;k 是类别个数。

（2）收敛性

k-means 聚类算法是一种启发式方法,它不能保证一定能够收敛到全局最优解,因为聚类的结果很大程度上取决于初始中心的选择。需要注意的是,类中心在聚类过程中会发生移动,但是往往不会移动太远,因为在每一步中,样本都会被分配到与其最近的中心所在的类中。为了解决初始中心的选择问题,通常会采用随机初始化的方式来进行多次聚类,然后从中选择最好的一次聚类结果。此外,对于聚类结果不理想的情况,还可以通过增加迭代次数、修改距离度量方法等方式来优化聚类效果。

（3）初始类的选择

选择不同的初始中心，会得到不同的聚类结果。可以采用随机选取的办法选择初始中心。

（4）类别数 k 的选择

k-means 聚类中的类别数 k 值需要预先指定，而在实际应用中最优的 k 值是不知道的。尝试用不同的 k 值聚类，检验得到聚类结果的质量，推测最优的 k 值。聚类结果的质量可以用类的平均直径来衡量，如公式（8-5）所示，其中类的直径 D_G 是类中任意类 G 中两个样本之间的最大距离。

$$D_G = \max_{x_i, x_j \in G} d_{ij} \tag{8-5}$$

一般地，类别数变小时，平均直径会增加。类别数变大超过某个值以后，平均直径会不变（或者趋于平缓），而这个值正是最优的 k 值。图 8.9 说明类别数与平均直径的关系。不难看出在 $k=10$ 之后，平均直径的大小几乎趋于定值，因此我们可以认为 k 的最优值为 10。

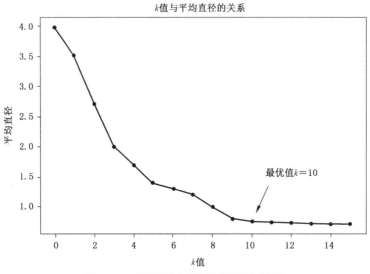

图 8.9　类别数与平均直径的关系

在本节的最后我们给出一个例子，并结合表 8-1 给出了 k-means 聚类的过程演示，希望能够使读者对 k-means 算法有进一步的理解。

8.2.5　算例

给定含有 5 个样本的集合

$$\boldsymbol{X} = \begin{bmatrix} 0 & 0 & 1 & 5 & 5 \\ 2 & 0 & 0 & 0 & 2 \end{bmatrix}$$

可以将其视为二维空间的 5 个点,分别是$(0,2),(0,0),(1,0),(5,0),(5,2)$试用 k-means 聚类算法将样本聚到 2 个类中。

(1) 选择两个样本点作为类的中心。假设选择 $m_1^{(0)} = x_1 = (0,2)^T, m_2^{(0)} = x_2 = (0,0)^T$。

(2) 以 $m_1^{(0)}, m_2^{(0)}$ 为类 $G_1^{(0)}, G_2^{(0)}$ 的中心,计算 $x_3 = (1,0)^T, x_4 = (5,0)^T, x_5 = (5,2)^T$ 与 $m_1^{(0)} = (0,2)^T, m_2^{(0)} = (0,0)^T$ 的欧氏距离。

对 $x_3 = (1,0)^T, d(x_3, m_1^{(0)}) = 5, d(x_3, m_2^{(0)}) = 1$,将 x_3 分到类 $G_2^{(0)}$。

对 $x_4 = (5,0)^T, d(x_4, m_1^{(0)}) = 29, d(x_4, m_2^{(0)}) = 25$,将 x_4 分到类 $G_2^{(0)}$。

对 $x_5 = (5,2)^T, d(x_5, m_1^{(0)}) = 25, d(x_5, m_2^{(0)}) = 29$,将 x_5 分到类 $G_1^{(0)}$。

(3) 得到新的类 $G_1^{(1)} = \{x_1, x_5\}, G_2^{(1)} = \{x_2, x_3, x_4\}$,计算类的中心 $m_1^{(1)}, m_2^{(1)}$:

$$m_1^{(1)} = (2.5, 2.0)^T, m_2^{(1)} = (2,0)^T。$$

(4) 重复步骤 (2) 和步骤 (3):得 x_1 分到类 $G_1^{(1)}$,将 x_2 分到类 $G_2^{(1)}$,x_3 分到类 $G_2^{(1)}$;x_4 分到类 $G_2^{(1)}$;x_5 分到 $G_1^{(1)}$。

得到新的类 $G_1^{(2)} = \{x_1, x_5\}, G_2^{(2)} = \{x_2, x_3, x_4\}$。

由于得到的新的类没有改变,聚类停止。得到聚类结果:

$$G_1^* = \{x_1, x_5\}, G_2^* = \{x_2, x_3, x_4\}$$

8.2.6　k-means 算法代码的实现

本节我们介绍利用 Python 实现 k-means 算法的两种形式。一种是基于 sklearn 工具包的实现,另一种是利用 Python 自实现。首先我们来看第一种实现形式。

(1)基于 sklearn 工具包的 k-means 算法实现

1) 导入必要的包

```
import pandas as pd
import numpy as np
from sklearn. cluster import KMeans
import matplotlib. pyplot as plt
import warnings
warnings. filterwarnings('ignore')
```

2) 加载数据并绘制数据图像

本次实验的数据集是若干个二维空间的点,如图 8.4 所示。

```
X = data. iloc[:,0]
y = data. iloc[:,1]
plt. scatter(X, y)      # 绘制散点图
plt. xlabel(u"x")    # x轴标签
```

```
plt. ylabel(u′y′)      # y轴标签
plt. title(u′The relation of   x and y′)# 标题
plt. show()
```

3) 调用 sklearn 库中的 KMeans 函数

通过观察图 8.4,我们选择 k 值为 4,然后调用 sklearn 包中的 KMeans 函数,传入 k 值和上述数据集的数据,即可进行 k-means 聚类。

```
X = data. iloc[:,0:2]
kmeans  = KMeans(n_clusters = 4)   # k-means算法模型
kmeans_fit = kmeans. fit(X) # 模型训练
```

4) 展示结果

最后我们利用 matplotlib. pyplot 包对聚类的结果进行可视化。

```
X = data. iloc[:,0:2]
x_np = np. array(X)
markers = ['*', 'v', '+', '∧']        # 标记样式列表
colors = ['r', 'g', 'm', 'c']   # 标记颜色列表
labels = kmeans_fit. labels_        # 获取聚类标签
plt. figure(figsize=(9, 6))#
plt. title("k-means", fontsize=25)
plt. xlabel('x', fontsize=18)
plt. ylabel('y', fontsize=18)
for i in range(4):
  members = labels == i       # members 是一个布尔型数组
  plt. scatter(
    x_np[members, 1],        # y
    x_np[members, 0],        # x
    marker = markers[i],    # 标记样式
    c = colors[i]            # 标记颜色
  )   # 绘制散点图
centers = kmeans. cluster_centers_   #每个分类的中心点
for cen in centers:
  xx = cen[0]
```

```
yy = cen[1]
    plt. scatter(xx,yy,c='black', s=200, alpha=0.5)# 中心点 kmeans_fit = kmeans. fit(X)#模型训练
markers = ['*', 'v', '+', '∧']        # 标记样式列表
colors = ['r', 'g', 'm', 'c']     # 标记颜色列表
labels = kmeans_fit. labels_        # 获取聚类标签
plt. figure(figsize=(9, 6))
plt. title("k-means", fontsize=25)
plt. xlabel('x', fontsize=18)
plt. ylabel('y', fontsize=18)
for i in range(4):
    members = labels == i        # members 是一个布尔型数组
    plt. scatter(
        x_np[members, 1],        # y
        x_np[members, 0],        # x
        marker = markers[i],     # 标记样式
        c = colors[i]            # 标记颜色
    )    # 绘制散点图
centers = kmeans. cluster_centers_     #每个分类的中心点
for cen in centers:
    xx = cen[0]
    yy = cen[1]
    plt. scatter(xx,yy,c='black', s=200, alpha=0.5)# 中心点
```

（2）基于 Python 的 k-means 算法自实现

接下来介绍如何利用 Python 对 k-means 算法自实现。本实验数据集和可视化过程同方法一相同，这里不再赘述。

1）定义计算两个向量的欧氏距离的方法

```
def euler_distance(point1: np. ndarray, point2: list)-> float:
    """

    计算两点之间的欧氏距离,支持多维
    """

    distance = 0.0
    for a, b in zip(point1, point2):
```

```
        distance += math.pow(a - b, 2)
    return math.sqrt(distance)
```

2) 开始执行 k-means 聚类

对于初始选择类的中心,本实验采取的是随机选取的方式。

```
class MyKmeans：
    def __init__(self, k, n=20)：
        self.k = k
        self.n = n


    def fit(self, x, centers=None)：
```

```
    # 第一步,随机选择 K 个点
    if centers is None：
        idx = np.random.randint(low=0, high=len(x), size=self.k)
        centers = x[idx]
    inters = 0
    while inters < self.n：
        points_set = {key：[] for key in range(self.k)}
        # 第二步,遍历所有点 P,将 P 放入最近的聚类中心的集合中
        for p in x：
            nearest_index = np.argmin(np.sum((centers - p) * * 2, axis=1) * * 0.5)
            points_set[nearest_index].append(p)
        # 第三步,遍历每一个点集,计算新的聚类中心
        for i_k in range(self.k)：
            centers[i_k] = sum(points_set[i_k])/ len(points_set[i_k])
        inters += 1
    return points_set, centers
```

3) 调用已经封装好的 MyKmeans 函数

```
m = MyKmeans(4)# 设置 k 值为 4
points_set, centers = m.fit(data)# 传入数据 data
```

8.3　k-means 算法在医学相关问题中的应用

8.3.1　问题描述

疾病诊断相关组(Diagnosis Related Groups,简称 DRGs)是一种分类方法,主要综合考虑病例的诊断和手术操作、个体特征等因素,将临床过程相近、费用消耗相似的病例分到同一组中。这个划分过程本质上就是一个聚类过程,而 k-means 算法可以很好地用于解决这个问题。DRGs 能够客观反映病例的临床情况、诊疗需求和医疗资源利用,同时也反映了医疗资源的消耗情况。利用 k-means 算法对 DRGs 进行划分,可以为制定合理的医疗费用参考标准提供有力的支持。

在本节中,针对医院病人数据,先对其进行数据预处理,再应用 k-means 聚类进行启发式分组。最后,通过变异系数(Coefficient of Variance,简称 CV)和均值 mean 进行检验分组,实验结果表明每组之间的医疗费具有较好的差异性并且每组之内的医疗费具有较好的同质性。其中 CV 值越小,表示组内同质性越高。组间的均值差距越大,表示组间差异性越大。

$$CV = \frac{std}{mean} \tag{8-6}$$

其中,mean,std 分别是住院医疗费的均值和标准差。公式如下:

$$mean = \frac{1}{n} \sum_{1}^{n} x_i \tag{8-7}$$

$$std = \sqrt[2]{\frac{1}{n} \sum_{1}^{n} (x_i - mean)^2} \tag{8-8}$$

其中,n 为样本的个数;x_i 为样本的值。

最后结果显示,通过 k-means 聚类可很好地进行对 DRGs 的划分,并为其制定合理的参考医疗费。接下来我们首先介绍数据集。

8.3.2　数据集说明

本节的数据集是来自美国医疗保健署对威斯康星州地区人口进行的一项全国性医院费用调查,包括住院病人样本的医院记录。该数据集的属性主要包括:年龄、性别、住院时间、人种、住院费用,如表 8.2 所示。

表 8.2　数据集属性说明

属性	属性描述
AGE	年龄
FEMALE	性别

续表8.2

属性	属性描述
LOS	住院时间
RACE	人种
TOTCHG	住院费用

表8.3是部分数据。

表8.3 数据集部分数据

ID	AGE	FEMALE	LOS	RACE	TOTCHG
0	17	1	2	1	2 660
1	20	0	2	1	20 060
2	35	1	7	1	734
3	19	1	1	0	1 194

8.3.3 数据预处理

在本数据集中,所有数据已经转换成了数值形式。对于含有缺失值的数据,我们采用直接丢弃的方式进行处理。由于 k-means 算法是基于欧氏距离的,所以特征的量纲比较敏感,需要进行归一化处理。在本书中,我们采用了 Min-Max 标准化方法,Min-Max 标准化方法是一种常用的数据归一化方法,通过将原始数据转化为[0,1]范围内的值来消除不同特征之间的量纲差异。其转换函数如下:

$$x_{new} = \frac{x - min}{max - min} \tag{8-9}$$

其中,x 是初始值;max,min 分别为样本数据的最大值、最小值。经处理后我们得到 500 条病人数据。

8.3.4 利用 k-means 算法聚类并分析结果

在得到归一化的数据之后,我们运用 k-means 进行聚类,取 $k=4$,即根据年龄、性别、住院时间、人种、住院费用五个特征把病人聚成 4 类。我们试图把聚类的结果作为 DRGs 划分的依据,聚类后各个簇的情况如表 8-4 所示。

表 8.4　各个簇的医疗费均值、标准差、CV 值

簇号	医疗费均值	标准差	CV 值
0	3 581.46	2 967.08	0.82
1	16 497.25	7 393.74	0.45
2	6 504.32	4 781.72	0.73
3	1 935.41	1 496.22	0.77

从表 8.4 可看出,疾病诊断相关分组的 CV 值均小于 1,可见组内的差异性较小。各簇的医疗费均值有明显的差距,可见每个簇间有一定的差异。因此。我们在应用 k-means 进行聚类分析时,以此启发选择各属性用于分组界限,并通过 CV 值和均值分析去进一步的验证所得分组的医疗费在组间异质性和组内同质性较好,具有一定的合理性。但是 k-means 算法本身的局限性是要预先选定 k 值,只能处理连续型数据,所以对聚类形成的簇的解释说服力不强,但是不能否认该算法对疾病诊断相关分组起到了启发作用。

8.4　讨论与总结

本章首先讲述为了避免依靠经验和专业知识来实现分类的局限性,人们创造了基于数学工具的聚类算法。接着介绍了基于层次聚类、基于划分聚类和基于密度的聚类三种聚类方法的概念及特点。然后对 k-means 算法详细展开,先后讲述了算法的理论依据、算法步骤、算法特点,指出 k-means 算法是一个不断迭代更新类中心的过程,其关键是 k 值的确定以及初始类中心的选择。之后结合算例对 k-means 算法过程进行模拟。然后是 k-means 算法的代码实现部分,本书给出了基于 Python 的自实现和基于函数库 sklearn 实现的两种实现方式。

最后在医学相关领域,首先讲述了医学领域中一个常见的问题——疾病诊断相关组的划分。然后通过利用已知病人的住院数据,我们结合 k-means 算法对病人进行聚类,并得到了不错的划分结果,其为疾病诊断相关组划分起到了启发作用。

8.5　练习与拓展

1. 什么是聚类?

2. 聚类算法可以分为哪几类?

3. 相似度的计算方式有哪些?

4. 简述 k-means 算法的步骤,并分析其复杂度。

5. k-means 的初始类中心如何选择? k 值如何选择?

6. 简述 k-means 的优缺点。

7. k-means 算法何时收敛？

8. 结合书中提到的医学相关应用领域，请举例说明，并谈谈你的理解。

9. 除了书中提到的医学相关应用领域，请思考还有哪些应用领域，并举例说明。

10. 收集相关资料，常见的聚类算法还有哪些？

第 9 章　神经网络及医学应用

9.1　神经网络概述

神经网络是一种模仿动物神经网络行为特征,通过不断地更新迭代来处理信息的数学模型。这种网络通过手动定义复杂的网络结构,优化内部神经元的权值信息,最后通过神经元之间的信息传递,从而达到处理信息的目的。本章主要介绍了前馈神经网络、卷积神经网络、循环神经网络,以及神经网络目前在医学领域的应用并给出了具体算法的应用。

9.2　前馈神经网络

9.2.1　单层前馈神经网络

单层前馈神经网络是最简单的神经网络,它只有一个输出层,输出层的值由输入层的值与权重相乘直接得出。如公式(9-1)与公式(9-2):

$$s_j = \sum_{i=1}^{n} w_{ji} x_i - \theta_j \tag{9-1}$$

$$y_j = f(s_j) = \begin{cases} 1, s_j \geqslant 0 \\ 0, s_j < 0 \end{cases} \tag{9-2}$$

其中,x_i 是输入层中的输入变量;w_{ji} 为 x_i 到 y_i 的权重大小;y_j 为分类结果的输出值。并且在前馈神经网络中,第 0 层为输入层,最后一层为输出层,中间的层为隐藏层,通常一个单层前馈神经网络只有一个隐藏层,并且相邻两层之间的神经元皆为全连接关系,因此我们也称其为全连接神经网络(FNN),如图 9.1 所示。

9.2.2　多层前馈神经网络

多层前馈神经网络是由输入层、若干个隐藏层和输出层组成的全连接网络,不存在环路。每一层都由多个神经元组成,神经元和输入向量之间全连接。每一层的输出作为下一层的输入向量。多层前馈神经网络中输入与输出之间的变换关系如下公式(9-3)与公式(9-4)所示:

$$s_i^{(q)} = \sum_{j=0}^{n_{q-1}} w_{ij}^{(q)} x_j^{(q-1)}, (x_0^{(q-1)} = \theta_i^{(q)}, w_{i0}^{(q-1)} = -1) \tag{9-3}$$

$$x_i^{(q)} = f(s_i^{(q)}) = \begin{cases} 1, & s_i^{(q)} \geqslant 0 \\ -1, & s_i^{(q)} < 0 \end{cases} \tag{9-4}$$

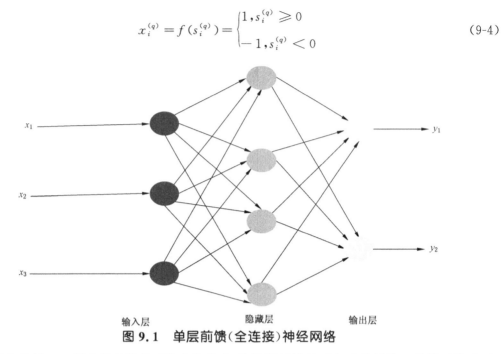

图 9.1　单层前馈(全连接)神经网络

反向传播(BP)算法是以梯度下降法为基础,能够通过神经元向后传播的一种学习算法,如图 9.2 所示。BP 网络中的输入与输出本质上是一种映射关系,并且这种映射具有高度的非线性。并且 BP 算法通过简单的非线性函数的复合来处理信息,其能够复现各种复杂的函数。

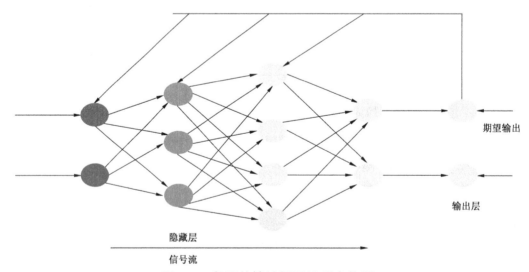

图 9.2　多层前馈神经网络反向传播

BP 网络的学习是误差不断更新的过程,通过训练使模型拟合真实分布,更新过程主要通过正向传播和反向传播。具体而言,在正向传播过程中,输入信号从输入层向隐含层、输出层传播,除输入层外,每一层的输入都是上一层的输出,除输出层外,每一层的输出都是下一层的输入。如果最终得到的输出结果不理想则会进入反向传播,从输出层原路返回更新传播途径中的参数,修改各神经元的权值,使得输出结果理想化,并且 Lippmann 在 1987 年指出三层网络可以处理凸区域上的模式识别问题。

Wielanfl 和 Lelghton 提出了一个例子,用三层网络将空间划分成凹的子控件。Huang 和 Lipmann 利用三层网络仿真演示了处理中很复杂的模式识别问题,从而促进了三层网络的广泛应用。

前馈神经网络虽然结构简单,但是能够较好地拟合任何复杂的函数,并且它可以灵活地根据训练集更改网络结构,因此成为现在深度学习的首选网络。前馈神经网络还是一种静态非线性映射网络,可以通过某些非线性的复合映射得到复杂的非线性处理能力。但是前馈神经网络由于其结构的简单性,缺乏丰富的动力学行为。

9.2.3　算法实现

上面介绍了两种前馈神经网络,在本节我们将使用多层前馈神经网络实现手写数字识别计算其正确率(代码参考：https://www. dandelioncloud. cn/article/details/1527173726676467714)。

(1)加载数据集。这里使用 TensorFlow 1.2.0 获取手写数字数据集,并将数据集划分为训练数据与测试数据。

```
import tensorflow as tf
from tensorflow. examples. tutorials. mnist import input_data
#读取数字识别数据集
datasets = input_data. read_data_sets("MNIST_data/", one_hot=True)
X_tr,Y_tr,X_te,Y_te= datasets. train. images, datasets. train. labels, datasets. test. image, datasets.
test. labels #得到训练集与测试集
```

(2)定义多层前馈神经网络结构。在这里我们使用具有两层隐藏层的前馈神经网络,激活函数采用 relu 进行数字识别。

```
with tf. name_scope('hidden1') as scope1:
    weights1=tf. Variable(tf. truncated_normal([784,625],stddev=0.01), name='weights') #定义权
重矩阵
    biases= tf. Variable(tf. zeros([625]), name='biases')
    hidden1 = tf. nn. relu(tf. matmul(images_placeholder, weights1) + biases)#定义隐藏层,每一层使
用 relu 作为激活函数
```

```
with tf. name_scope('hidden2') as scope2:
    weights2 = tf. Variable(tf. truncated_normal([625,500],stddev=0.01),name='weights')biases= tf.
Variable(tf. zeros([500]), name='biases')#定义权重矩阵
    hidden2 = tf. nn. relu(tf. matmul(hidden1, weights2) + biases)#定义隐藏层,使用 relu 作为激活函数
    #输出层
    with tf. name_scope('logits') as scope3:
    weights3 = tf. Variable(tf. truncated_normal([500,10],stddev=0.01),name='weights')biases= tf.
Variable(tf. zeros([10]), name='biases')#定义权重矩阵
    logits = tf. matmul(hidden2, weights3) + biases
```

（3）定义损失函数与定义梯度下降规则。

```
cost=tf. reduce_mean(tf. nn. softmax_cross_entropy_with_logits(logits=logits, labels=labels_place-
holder))#损失函数,交叉熵损失
    train_op = tf. train. GradientDescentOptimizer(0.05). minimize(cost)#我们设置优化器步长为 0.05
```

（4）训练网络并计算准确率。我们对网络迭代 100 次并输出每次迭代的手写数字识别的准确率。

```
redict_op = tf. argmax(logits, 1)
with tf. Session() as sess:
sess. run(tf. initialize_all_variables())
    for i in range(100):#使用 for 循环迭代 100 次
        for start, end in zip(range(0, len(X_tr), 128), range(128, len(X_tr) + 1, 128)):
        sess. run(train_op,feed_dict={images_placeholder:X_tr[start:end],
labels_placeholder: Y_tr[start:end]})
        print(i,np. mean(np. argmax(Y_te,axis=1)==sess. run(predict_op,
feed_dict={images_placeholder: X_te, labels_placeholder: Y_te})))#在控制台输出准确率
```

（5）查看输出结果。

```
0 0.7366
1 0.8693
2 0.8947
3 0.9111
4 0.9247
5 0.9351
```

```
......
96 0.9803
97 0.9803
98 0.9803
99 0.9804
```

9.3　卷积神经网络

卷积神经网络是一类通过卷积计算来表征特征的神经网络。它能够很好地通过表征学习来完成信息的传递。由于其结构能够对输入的信息进行平移不变分类,卷积神经网络通常被人们称为"平移不变人工神经网络"。

9.3.1　卷积神经网络原理

卷积神经网络可以进行监督学习和无监督学习,其隐含层内共享卷积核参数和相邻层间连接的稀疏性使得其可以以较小的计算量对格点化特征。比如对于像素和音频的学习,卷积神经网络具有稳定的效果并且对数据没有额外的要求。

（1）输入层

卷积神经网络的输入层不受数据维度的限制,可以根据数据的维度定义不同形状的卷积核。通常情况下,一维卷积神经网络的输入层接收一维数据或者二维数据,二维数组往往是多通道的一维数据。二维卷积神经网络能够允许二维数据或者三维数据的输入,同样的,三维数据也是多通道的二维数据,依此类推。通常情况下卷积神经网络输入的都为三维输入数据,即平面上的二维像素点与 RGB 通道。

（2）卷积层

卷积核位于卷积层中,卷积层通过内部的一个或多个卷积核进行特征提取。每个卷积核都包含一个权重系数和一个偏置项,用于计算卷积后的特征。卷积层内的每一个神经元都与前一层中所有的神经元相连,并且由前一层的所有神经元经过计算得到当前神经元的取值。我们假设单一通道输入图像的空间坐标为 (x,y),图像亮度值是 h。将其输入到卷积核的大小是 k,卷积核的权重为 w 的卷积层中,其计算过程可以表示为

$$\text{conv}_{x,y} = \sum_{i}^{k} w_i h_i \tag{9-5}$$

图 9.3 是一个 3×3 的卷积核经过卷积计算之后得到的结果:

在卷积层中每个神经元连接数据窗的权重是固定的,每个神经元只关注一个特性。在图像处理中我们称神经元为滤波器,比如边缘检测使用的 sobel 滤波器,每一个滤波器都有各自

的作用，用于检测不同的图像特征，比如垂直边缘、水平边缘、颜色，纹理等等，所有的神经元加起来就是整张图像的特征提取器。

1	1	1	0	0
0	1	1	1	0
0	0	1	1	1
0	0	1	1	0
0	1	1	0	0

Image

4	3	4
2	4	3
2	3	4

convolved Feature

图 9.3　卷积计算过程

(3) 池化层

在卷积层进行特征提取之后，往往会经过池化层对特征进一步过滤。由于特征图参数太多，不利于抽取图像细节，因此池化是一种降采样操作，主要目标是减少特征图的特征空间，或者是降低其分辨率。池化层中的操作往往是最大池化和平均池化，用于将特征图中的单个点的结果钝化或者放大从而实现特征降维和过滤。通常池化层中通过步长和填充来控制池化后的数据维度来适应下一层的输入。池化层具体作用有如下几点：

1) 特征不变性。池化操作就是改变图像的尺寸，例如一张图像被缩小了我们仍能认出这张图像是什么，这说明压缩后的图像仍然保留着原有的特征。而池化操作就只是改变了图像的尺寸，对图像尺寸进行了压缩，并不会改变图像原有的特征信息。

2) 特征降维。一副图像可能包含很多信息，特征也会很多，但是很多信息有可能是对于我们的实验没有作用或者重复的冗余信息，我们可以通过池化操作把这些无用的信息取出，提取出对我们实验有用的重要信息。

3) 池化操作在一定程度上也可以防止过拟合，有助于对模型进行优化。

(4) 全连接层

全连接层(也叫前馈层)可以将输出映射到线性可分的空间，通常情况下卷积神经网络最后会将末端得到的长方体平摊成一个长长的向量，并送入全连接层配合输出层进行分类。

全连接层位于卷积神经网络最后几层，通常用于展平数据输入到各种激活函数中去。在某些卷积神经网络中，最后使用全局均值池化来展平数据，全局均值池化会将特征图中的所有值取平均，起到钝化作用。例如，当我们的特征图尺寸为 32×32×64 时，经过池化之后将返回一个 64 维的向量，其中每个元素都是 32×32。

(5) 输出层

输出层的上层通常为全连接层，接收全连接层的输出激活函数对预测值进行归一化并根据映射关系得到分类标签。在物体识别实验中输出层可以输出物体的大小、分类和中心坐标，从而检测出物体。

9.3.2 算法实现

本节中我们使用卷积神经网络来实现手写数字识别（代码参考：https://www.dandelioncloud.cn/article/details/1527173726676467714）：

（1）获取数据集

```
# 我们使用 TensorFlow 获取手写数字识别的数据集
from tensorflow.examples.tutorials.mnist import input_data
import tensorflow as tf
mnist = input_data.read_data_sets('MNIST_data', one_hot=True)    # 读取数据
sess = tf.InteractiveSession()
x = tf.placeholder("float", shape=[None, 784]) # 定义图像大小
y_ = tf.placeholder("float", shape=[None, 10]) # 定义预测类别大小
```

（2）定义权重参数与偏置项参数

```
# 根据传入数据的尺寸定义权重系数
def weight_variable(shape):
    initial = tf.truncated_normal(shape, stddev=0.1)
    return tf.Variable(initial)
# 根据传入数据的尺寸定义偏置项
def bias_variable(shape):
    initial = tf.constant(0.1, shape=shape)
    return tf.Variable(initial)
```

（3）定义卷积和池化操作

```
# 定义二位卷积
def conv2d(x, w):
    return tf.nn.conv2d(x,w,strides=[1,1,1,1],padding='SAME')
# 定义二维池化层
def max_pool_2x2(x):
    return tf.nn.max_pool(x,ksize=[1,2,2,1],strides=[1,2,2,1], padding='SAME')
```

（4）定义卷积神经网络结构

```
#第一层卷积
w_conv1 = weight_variable([5,5,1,32]) #定义 w1 卷积层
b_conve1 = bias_variable([32]) #定义对应偏置项
x_image = tf.reshape(x,[-1,28,28,1]) #定义图像输入大小
h_conv1 = tf.nn.relu(conv2d(x_image,w_conv1) + b_conve1) #进行卷积计算
h_pool1 = max_pool_2x2(h_conv1) #进行池化计算
# 第二层卷积
w_conv2 = weight_variable([5,5,32,64]) #定义 w2 卷积层
b_conv2 = bias_variable([64]) #定义偏置项
h_conv2 = tf.nn.relu(conv2d(h_pool1,w_conv2) + b_conv2) #进行卷积运算
h_pool2 = max_pool_2x2(h_conv2) #进行池化计算
# 全连接层
w_fc1 = weight_variable([7 * 7 * 64,1024])
b_fc1 = bias_variable([1024])
h_pool2_flat = tf.reshape(h_pool2,[-1,7 * 7 * 64])
h_fc1 = tf.nn.relu(tf.matmul(h_pool2_flat,w_fc1)+b_fc1)
keep_prob = tf.placeholder("float")
h_fc1_drop = tf.nn.dropout(h_fc1,keep_prob)
# 输出层
w_fc2 = weight_variable([1024,10])
b_fc2 = bias_variable([10])
y_conv=tf.nn.softmax(tf.matmul(h_fc1_drop,w_fc2)+b_fc2)
```

（5）训练模型与评估模型

```
cross_entropy = -tf.reduce_sum(y_ * tf.log(y_conv)) #定义损失函数
train_step=tf.train.AdamOptimizer(1e4).minimize(cross_entropy) #使用 Adam 优化器
correct_prediction=tf.equal(tf.argmax(y_conv,1),tf.argmax(y_,1)) #计算预测值
accuracy=tf.reduce_mean(tf.cast(correct_prediction,"float")) #得到准确率
sess.run(tf.initialize_all_variables())
for i in range(20000)：
    batch = mnist.train.next_batch(50)
    if i%100 == 0：
```

```
        train_accuracy= accuracy.eval(feed_dict={x：batch[0], y_：batch[1], keep_prob：1.0})
            print("step%d,training accuracy %g"%(i, train_accuracy))#输出训练次数
        train_step.run(feed_dict={x：batch[0], y_：batch[1], keep_prob：0.5})
    print("test accuracy %g"%accuracy.eval(feed_dict={x：mnist.test.images, y_：mnist.test.labels,
keep_prob：1.0}))#打印准确率
```

（6）打印输出结果

```
step 0, training accuracy 0.12
step 100, training accuracy 0.84
step 200, training accuracy 0.92
step 300, training accuracy 0.94
step 400, training accuracy 0.98
……
step 900, training accuracy 0.94
step 1000, training accuracy 1
step 1100, training accuracy 0.94
step 1200, training accuracy 1
```

9.4　循环神经网络

循环神经网络（Recurrent Neural Network，RNN）是一类接受序列数据，在序列的传播方向进行递归且所有神经元按链式连接的递归神经网络。循环神经网络主要用于语音、信号和 MLP 任务。

9.4.1　循环神经网络原理

循环神经网络具有记忆性、参数共享并且图灵完备等特性，因此循环神经网络在非线性特征学习上能够产生比较好的效果。循环神经网络通常被用于语音识别、语言建模、机器翻译、各类时间序列预报。同时循环神经网络中可以引入卷积神经网络用于处理包含序列输入的计算机视觉的问题，图 9.4 为循环神经网络。

图中 x 是一个向量，表示输入层输入的数据；x 表示隐藏层中的值；u 为 x 向量的权重矩阵用于计算出 x；v 则为 $s \to o$ 的权重矩阵用于得到输出层 o 的值。从图中可以看出 s 不仅仅取决于权重 u 和输入向量 x，还取决于 w，w 与 u 类似也为权重矩阵，它代表隐藏层上一次的值的权重大小，如图 9.5 所示。

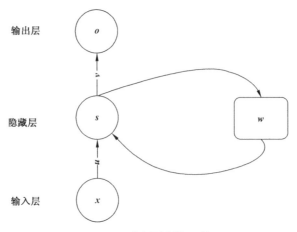

图9.4　循环神经网络

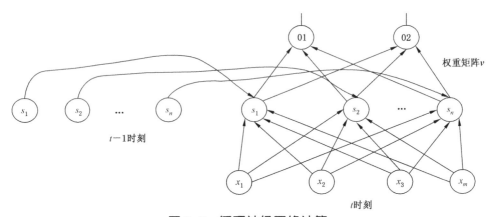

图9.5　循环神经网络计算

对于一个普通的单输入循环神经网络来说,隐藏层某一时刻某一节点的激活 $net_j(t)$ 可以表示为

$$net_j(t) = \sum_i^n x_i(t)v_{ji} + \sum_l^m h_l(t-1)u_{jl} + \theta_j \tag{9-6}$$

$$h_j(t) = f(net_j(t)) \tag{9-7}$$

其中, n 表示输入层节点的个数; θ_j 表示的是一个偏执函数; (t) 表示的是时间节点 t; m 表示的是隐藏层节点的总个数。 f 表示的是隐藏层节点的激活函数。对于激活函数可以选择 sigmoid 函数、tanh 函数或者二值函数。

(1) LSTM 网络

LSTM 网络又称作特殊结构的循环神经网络,它是在以往的循环神经网络的基础上进行改进,最终通过 Graves 对其结构进行改进从而取得了巨大的成功。LSTM 能够避免训练时的梯度和噪声及不可压缩序列数据问题。现如今 LSTM 已经被证实在语音识别等时序信号处理方面要远优于循环神经网络(RNN)。

LSTM网络是由多个神经元和乘法单元组成的单元构成的,因此我们可以通过对信号的控制来控制数据的输入、输出及遗忘摒弃。输入门通过"0"和"1"来控制特征是否输入到LSTM的隐藏层节点中,如果值为"0"则禁止数据的输入,反之为"1"则允许输入数据。遗忘门用于控制LSTM中所保存的历史信息是否保留,它主要是通过独特的连接方式来提高LSTM的效率和准确率。若取值为"1"则节点的历史信息将得到保留并与后面输入的节点信息相关联,反之则会被清除。LSTM网络与RNN网络相比,其可以通过内部以固定权值自连接的线性性质神经元来避免梯度和误差消失。单个LSTM示意图,如图9.6所示。

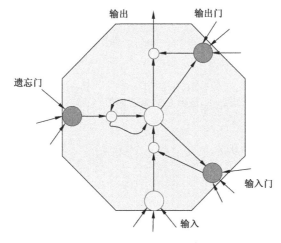

图9.6 LSTM网络

(2)双向LSTM网络

双向循环神经网络前向传播层和后向传播层相互分离,特征同时输入到前向后向单元中。前向传播中,与前馈网络相似,下一层接受上一层的输入;后向传播中,与前馈网络相反,下一层的输出为上一层的输入,最终两条路径的结果同时输出到输出节点。虽然双向循环神经网络拥有两条传播路径,但是两个传播层之间仍然互不连接,信息无法共享。当其隐藏层网络只有一个时,还可以当作前馈神经网络使用。但是由于其具有两个传播路径,因此若仍采用反向传播算法训练,两个传播路径之间的神经元状态和输出会分开进行。

早在十多年前,双向LSTM网络一直被用于解决语言领域的相关问题,并且在TIMIT语音库相关的识别实验中超越了RNN网络的识别效果。并且在相同结构下,以LSTM替换循环神经网络神经元后,不需要很高的算力资源就可以超越以往的网络达到最快的收敛速度。

9.4.2 算法实现

在此小节中我们手动生成数据使用RNN来预测,生成的数据需满足以下两个条件(代码参考:https://blog.csdn.net/u011987514/article/details/75669538):

输入数据 X:在时间 t,X_t 的值有 50% 的概率为 1,50% 的概率为 0;

输出数据 Y:在时间 t,Y_t 的值有 50% 的概率为 1,50% 的概率为 0。

除此之外,如果 $X_t-3==1$,Y_t 为 1 的概率增加 50%,如果 $X_t-8==1$,则 Y_t 为 1 的概率减少 25%,如果上述两个条件同时满足,则 Y_t 为 1 的概率为 75%。

(1) 数据生成

```
def gen_data(size=100000):
# 随机选择数据
    X = np.random.choice(2,(size,))
    Y = list()
    for i in range(size):
        threshold = 0.5
        # 判断 X[i-3] 和 X[i-8] 是否为1,修改阈值
        if X[i-3] == 1:
            threshold += 0.5
        if X[i-8] == 1:
            threshold -= 0.25
        # 生成随机数
        if np.random.rand() > threshold:
            Y.append(0)
        else:
            Y.append(1)
return X,np.array(Y)
```

(2) 生成训练 batch

```
def gen_batch(raw_data, batch_size, num_steps):
    # 使用 gen_data() 函数生成的数据
    raw_x, raw_y = raw_data
    data_length = len(raw_x)
# 根据 batch size 划分数据
    batch_partition_length = data_length // batch_size
    # 得到训练集
    data_x=np.zeros([batch_size, batch_partition_length], dtype=np.int32)
```

```
data_y=np. zeros([batch_size, batch_partition_length], dtype=np. int32)
    # 遍历 batch size 处理数据
    for i in range(batch_size):
        data_x[i]=raw_x[i * batch_partition_length:(i + 1) * batch_partition_length]
        data_y[i]=raw_x[i * batch_partition_length:(i+1) * batch_partition_length]
        epoch_size = batch_partition_length // num_steps
        for i in range(epoch_size):
            x = data_x[:, i * num_steps:(i + 1) * num_steps]
            y = data_x[:, i * num_steps:(i + 1) * num_steps]
            yield (x, y)
```

（3）生成训练轮次

```
def gen_epochs(n, num_steps):
    for i in range(n):
        yield gen_batch(gen_data(), batch_size, num_steps=num_steps)
```

（4）定义默认参数

```
import tensorflow as tf
import numpy as np
import matplotlib. pyplot as plt
batch_size = 5
num_steps = 10
state_size = 10
n_classes = 2 # 分类总类别
learning_rate = 0.1 # 学习率
x = tf. placeholder(tf. int32, [batch_size, num_steps])
y = tf. placeholder(tf. int32, [batch_size, num_steps])
```

（5）定义循环神经网络（RNN）

```
# 初始化 RNN
init_state = tf. zeros([batch_size, state_size])
# 将数据归一化,得到两个类别数据
x_one_hot = tf. one_hot(x, n_classes)
rnn_inputs = tf. unstack(x_one_hot, axis=1)
```

```
# 定义 rnn_cell 的权重参数,
cell = tf.contrib.rnn.BasicRNNCell(state_size)
rnn_outputs, final_state = tf.contrib.rnn.static_rnn(cell, rnn_inputs, initial_state=init_state)
# 定义 softmax 层
with tf.variable_scope('softmax'):
    W = tf.get_variable('W', [state_size, n_classes]) # 定义权重矩阵
    b = tf.get_variable('b', [n_classes]) # 定义偏置项
logits = [tf.matmul(rnn_output, W) + b for rnn_output in rnn_outputs] # 进行预测
predictions = [tf.nn.softmax(logit) for logit in logits] # 使用 softmax 选择预测类别
# tf.stack()和 tf.unstack()分别是矩阵拼接和分解函数
y_as_lists = tf.unstack(y, num=num_steps, axis=1)
losses = [tf.nn.sparse_softmax_cross_entropy_with_logits(labels=label, logits=logit) # 计算损失
for label, logit inzip(y_as_lists, predictions)]
    total_loss = tf.reduce_mean(losses) # 得到网络总损失
    train_step = tf.train.GradientDescentOptimizer(learning_rate).minimize(total_loss)
```

（6）训练网络并输出结果

```
training_losses = train_network(1, num_steps, state_size)
```

结果：

```
Average loss at step 100 for last 100 steps：0.4945403471589088
Average loss at step 200 for last 100 steps：0.33478289157152175
Average loss at step 300 for last 100 steps：0.32326849102973937
Average loss at step 400 for last 100 steps：0.3196897655725479
Average loss at step 500 for last 100 steps：0.31792017877101897
Average loss at step 600 for last 100 steps：0.31686905354261397
Average loss at step 700 for last 100 steps：0.31620444655418395
Average loss at step 800 for last 100 steps：0.31574185341596606
Average loss at step 900 for last 100 steps：0.31538937985897064
Average loss at step 1000 for last 100 steps：0.31512617737054827
Average loss at step 1100 for last 100 steps：0.314921835064888
Average loss at step 1200 for last 100 steps：0.3147533568739891
Average loss at step 1300 for last 100 steps：0.31461419343948366
Average loss at step 1400 for last 100 steps：0.3144965395331383
```

```
Average loss at step 1500 for last 100 steps：0.31439714521169665

Average loss at step 1600 for last 100 steps：0.3143132993578911

Average loss at step 1700 for last 100 steps：0.31423735976219175

Average loss at step 1800 for last 100 steps：0.3141794583201408

Average loss at step 1900 for last 100 steps：0.314119898378849
```

9.5　神经网络医学应用

神经网络尤其是卷积神经网络在图像识别方面已经被广泛应用并且有着卓越的性能,因此我们选择神经网络用于医学影像的筛查和辅助侦测。比如,已经有研究人员使用神经网络来分析肝超声图像,收集了 150 例肝超声图像进行特征提取,训练集与测试集按照 1∶1 的比例划分,其研究结果表明精确度超过 75%。神经网络的强大之处不仅于此,有的研究人员尝试使用神经网络来测定颅内双超声,诊断大脑中动脉痉挛。作者在收集了 100 例患者的数据并使用神经网络对其进行分析,分类准确率提高了 8%。同样,王天富等人将超声图像特征映射到神经网络中进行图像分割也得到了较好的效果。经实验验证,神经网络与其他方法相比,其稳定性、准确度、自适应性和收敛速度都有较大的提升。最后,崔栋等人利用 BP 神经网络分析眼底造影图像,根据其实验的结果可以看出神经网络也具有很强的稳定性。

随着科技的发展,我们要充分利用好现有的科技造福我们自己。随着现在人工智能的火热发展、大数据时代的到来,我们要充分利用好如今的数据和人工智能来更好地为我们自己谋福祉。在未来,医学、大数据与人工智能技术的结合是必然的、不可阻挡的,也是对如今医学人员的一种考验。

以基于神经网络的肿瘤预测与分析为例:

(1) 加载数据集,使用 sklearn 加载肿瘤数据集,训练集与测试集为 7∶3

```
from sklearn import datasets

from sklearn.model_selection import train_test_split

import matplotlib.pyplot as plt

import numpy as np

from mpl_toolkits.mplot3d import Axes3D

data = datasets.load_breast_cancer()

feature = data.data

label = data.target

x_train,x_test,y_train,y_test=train_test_split(feature,label,test_size=0.3,random_state=33)
```

（2）使用 sklearn 中的神经网络结构训练模型

```
from sklearn. neural_network import MLPClassifier
MLPClassifier(solver='lbfgs',hidden_layer_sizes=[100,100,100,100,100,100,100,100,100,100,
300,1], activation='relu', alpha = 1e-5,random_state=62)
mlp_hw. fit(x_train,y_train)
```

（3）使用训练好的模型预测肿瘤概率,并输出准确率

```
from sklearn. metrics import accuracy_score
y_pred=mlp_hw. predict(x_test)
print('测试数据集得分:{:.2f}%'. format(accuracy_score(y_test,y_pred) * 100))
```

准确率:

```
测试数据集得分:90.64%
```

9.6　讨论与总结

本章首先介绍了前馈神经网络,前馈神经网络分为单层前馈神经网络与多层前馈神经网络,其区别为隐藏层是单层还是多层,该网络结构比较简单。接下来介绍了卷积神经网络,随着研究人员对卷积神经网络的不断研究,深度学习目前主要使用卷积神经网络构建训练模型,尤其是图像识别领域。随后介绍了循环神经网络,循环神经网络尤其是其变体 LSTM 和双向 LSTM 在语音信号和文本等领域能够产生很好的效果。最后我们给出了一个例子,即使用神经网络在医学领域对肿瘤进行了预测,实验的准确率达到了 90.64%。

通过本章,我们学习了基本的神经网络知识和部分神经网络模型用于解决实际问题。那么如果在模型训练过程中出现过拟合现象该如何解决呢? 如何设置模型的超参数呢? 如何设定学习轮次呢? 这些问题需要我们进一步学习。

9.7　练习与拓展

1. 卷积神经网络共有哪几类?
2. 卷积神经网络共有哪几层?
3. 循环神经网络与卷积神经网络有什么区别?
4. 语音信息适合使用哪种神经网络?
5. 图像信息适合使用哪种神经网络?

第10章 Python 机器学习工具库简介

随着人工智能的飞速发展,Python 语言也变得火热起来,主要是因为其包库的完善,非常便于数据处理和模型训练,得到很多程序员的喜爱。

本章将先后介绍利用 Python 实现数据的准备、数据的可视化和模型的训练评估所能用到的工具库,并简单介绍一些包库的使用。

10.1 数据准备相关工具库

好的算法得益于数据集的标准化,数据准备是数据挖掘的先决条件,是一项非常重要的环节,准备良好的数据才能得到理想的结果。为了进行有效的数据挖掘,往往需要对数据进行一些处理,这样才能获得好的结果。数据准备包括数据的选择和一系列处理过程。

10.1.1 PyCharm 的简介和加载包库

PyCharm 是由 JetBrains 打造的一款 Python IDE,它是一个具有代码补全、代码提示,支持代码查询和即时编译的智能化、高效化的编辑器,能够极大地帮助开发者更快更容易地完成编码任务,并且拥有一套能够协助开发者在使用 Python 编程语言开展项目时提升编程质量的小组件,是被工程师们普遍采用的编辑器之一。

用户在编写代码时可以使用其编码语法、错误高亮提示、智能检测编码错误以及一键补全代码提示等功能,使得编码更加方便,还能使用其自带的功能全面的调试器对 Python 应用程序和测试单元进行调整,该调试器自带断点、多画面视图、窗口以及评估表达式等功能。

用户可以在网上直接下载使用 PyCharm,软件分为社区版和专业版两个版本,其中专业版具有完善的功能,需要付费使用,社区版可以免费使用。关于 PyCharm 的安装使用可以参考百度,很多热心的用户都分享了安装的过程及其安装过程中的问题,在此不过多赘述。

PyCharm 的导入包库使用 import 语句进行,导入包库前先确定已经安装好要用的包库,安装包库主要使用 conda/pip install XXX 进行安装。如果没有更新源的话,会出现安装失败的情况,可以添加一句更新源的语句,如使用—i https://pypi.tuna.tsinghua.edu.cn/simple 就能使用清华源进行安装,可以加快下载速度。

10.1.2 数据处理的主要包库之 NumPy

数据准备中处理过程主要包括三个方面:数据清理(Data Cleaning)、数据转换(Data

Transformation)、特征选择(Feature Selection)。

NumPy(Numerical Python 的缩写):专为数学运算而设计,是基于 Python 的高性能的开源数据计算与数据分析基础包,可以处理大型的矩阵,常用于数据的预处理,大大简化了数据处理流程;NumPy 支持常见的数组和矩阵操作运算,对于相同的数值运算任务,使用 NumPy 比直接使用 Python 要简洁。一般情况,NumPy 会与 SciPy(Scientific Python)和 Matplotlib(绘图库)一起使用,这种组合被广泛使用,以便快速完成数据分析。Matplotlib 提供了各种实用工具和函数,以简化常见的数据可视化任务。例如,使用 Matplotlib 可以轻松地添加颜色条、图例和注释,以及对图形进行自定义设置。Matplotlib 还具有与其他 Python 库集成的优点。此外,Matplotlib 还可以与 Jupyter Notebook 等交互式计算工具集成使用,以便更好地进行数据探索和数据可视化。

NumPy 中常用的数据类型如表 10.1 所示。

表 10.1　NumPy 中常用的数据类型

名称	描述
int8	字节(−128~127)
int16	整数(−32 768~32 767)
int32	整数(−2 147 483 648~2 147 483 647)
int64	整数(−9 223 372 036 854 775 808~9 223 372 036 854 775 807)
int_	默认的整数类型(类似于 C 语言中的 long,int32 或 int64)
bool_	布尔型数据类型(True 或者 False)
float_	float64 类型的简写
intc	与 C 的 int 类型一样,一般是 int32 或 int64
intp	用于索引的整数类型(类似于 C 的 ssize_t,一般情况下仍然是 int32 或 int64)
uint8	无符号整数(0~255)
uint16	无符号整数(0~65 535)
uint32	无符号整数(0~4 294 967 295)
uint64	无符号整数(0~18 446 744 073 709 551 615)
float16	半精度浮点数,包括:1 个符号位,5 个指数位,10 个尾数位
float32	单精度浮点数,包括:1 个符号位,8 个指数位,23 个尾数位
float64	双精度浮点数,包括:1 个符号位,11 个指数位,52 个尾数位

NumPy 中的 ndarray 类支持对多维数组进行处理,并具备对矢量进行运算的能力,运算

速度快且节省空间。

ndarray 是 *N* 维数组对象(矩阵),定义在 ndarray 元素上的指针变量表示数组中每个位置对应的值,其包含的所有元素必须是同类型的数据。ndarray 主要包含以下几个属性:

> ndarray. ndim:表示数组对象或矩阵的维度;
>
> ndarray. shape:表示每个维度上的数组的大小;
>
> ndarray. size:表示数组中元素的总数,等同于 ndarray. shape 中两个元素的乘积;
>
> ndarray. dtype:表示数组中元素的类型;
>
> ndarray. itemsize:表示数组中每个元素的字节大小,比如数据类型为 float64 的数组,其元素的字节大小为 64/8＝8。

属性使用示例如下:

```
import numpy as np #导入 numpy
a = np. arange(15). reshape(3,5) #创建数组 a
print(a)    #输出数组
print(a. shape) #输出数组的维度大小
print(a. ndim) #输出数组的维度
print(a. dtype. name) #输出数组的类型
print(a. size) #输出数组的大小
print(a. itemsize) #输出数组元素的字节大小
```

另外一种创建数组的方法是使用 array 方法。

示例:

```
import numpy as np #导入 numpy
a = np. array([2,3,4])   #创建一维数组
b = np. array([(1.5,2,3),(4,5,6)])   #创建二维数组
c = np. array([[4,5],[6,7]],dtype＝np. int32)   #创建指定数据类型的数组
```

NumPy 可以快速地处理数组基本数学操作,比如加、减、乘、点乘等,这对于数据处理也很重要。

```
import numpy as np #导入 numpy
a = np. array([20,30,40,50])   # 创建数组 a
b = np. arange(4)   #创建数组 b
c = a－b   #数组相减
print(c)
print(a * b)   # 矩阵相乘
print(a. dot(b))   #矩阵点乘
```

对于多维矩阵,只在其指定轴进行操作时,使用 axis 参数来进行指定。axis＝0 按行进行操作,得到列的性质;axis＝1 按列进行操作,得到行的性质。

```
import numpy as np ♯导入 numpy
b = np. arange(12). reshape(3,4)
print(b. sum(axis = 0))   ♯ 列轴求和
print(b. min(axis = 1))   ♯ 横轴最小值
```

NumPy 可以简单创建常用数组,比如全 0 数组、全 1 数组、随机数组等,更加方便地进行数据的预处理,简便了程序的编写。

```
import numpy as np ♯导入 numpy
a = np. zeros(5)   ♯全 0 数组
b = np. ones(5)   ♯全 1 数组
c = np. random. rand(2,3)   ♯生成 0～1 之间 2 * 3 的数组
```

10.1.3　数据处理的主要包库之 SciPy

SciPy(Scientific Python 的缩写):SciPy 依赖于 NumPy,是主要进行科学计算的常用软件包,其功能丰富,经常和 NumPy 一起被使用,SciPy 包提供了拟合、最优化、插值、线性代数、信号处理、特殊函数、快速傅里叶变换、常微分方程求解和其他重要的科学计算。它可以高效地计算 NumPy 矩阵,使用 NumPy 和 SciPy 进行协同工作,可以高效地解决问题。

下面列举一些常用的函数如表 10.2 所示。

表 10.2　常用函数

模块名	应用领域
scipy. sparse	稀疏矩阵,系数矩阵和系数线性系统求解
scipy. cluster	向量计算/k-means
scipy. constants	物理和数学常量
scipy. fftpack	傅里叶变换
scipy. integrate	积分程序,数值积分和微分方程求解器
scipy. interpolate	插值
scipy. io	数据输入输出
scipy. linalg	线性代数程序
scipy. ndimage	n 维图像包
scipy. odr	正交距离回归

续表10.2

模块名	应用领域
scipy. signal	信号处理
scipy. spatial	空间数据结构和算法
scipy. optimize	函数优化器以及根查找算法
scipy. special	一些特殊的数学函数
scipy. stats	标准连续和离散概率分布,统计检验等
scipy. weave	利用内联 C++代码加速数组计算的工具

使用 scipy. io 可以载入和保存 matlab 文件:

```
from scipy import io as spio    ♯导入 scipy
import numpy as np   ♯导入 numpy
x = np. ones((3,3))   ♯创建数组
spio. savemat('f. mat',{'a':a})    ♯保存
data = spio. loadmat('f. mat',struct_as_record=True)     ♯读取
data['a']
```

special 库中的特殊函数经常被我们使用,它们都是超越函数。超越函数是指那些不能用有限次加、减、乘、除和有限次代数函数运算表示的数学函数。常见的超越函数包括指数函数、对数函数、三角函数和反三角函数等。超越函数在数学和物理等领域有着广泛的应用,例如描述自然现象、解决微积分问题等。通常来说非初等函数基本都是超越函数。

在 scipy. special 中使用 scipy. special. gamma()实现 γ 函数的计算,如果我们对于精度有更高的要求时,可以使用对数坐标的 scipy. special. gammaln()函数进行科学计算。

在 scipy. special 中使用 scipy. special. jn()计算 n 阶贝塞尔函数。

在 scipy. special 中使用 scipy. special. ellipj()函数计算椭圆函数。

在 scipy. special 中使用 scipy. special. erf()计算高斯曲线的面积。

在 scipy. linalg 里面包含很多定义好的函数:

```
scipy. linalg. det():计算方阵的行列式
scipy. linalg. inv():计算方阵的逆
scipy. linalg. svd():奇异值分解
```

快速傅里叶变换(FFT)是一种计算机算法,用于将离散数据序列转换为其在频域中的表示。FFT 是一种比较高效的算法,它可以在 $O(n \log n)$ 的时间内完成计算,其中 n 是数据序列的长度。FFT 在信号处理、图像处理、计算机视觉等领域有着广泛的应用,例如去噪、滤波、

频域分析等。快速傅里叶变换通过把离散傅里叶变换矩阵分解为稀疏因子之积来快速计算此类变换。

scipy. fftpack. fftfreq():生成样本序列

scipy. fftpack. fft():计算快速傅里叶变换

可以使用 scipy. optimize. leatsq()进行最小二乘法拟合,下面举例说明：

```
＃＃使用最小二乘法拟合直线
import numpy as np
from scipy. optimize import leastsq
import matplotlib. pyplot as plt
＃训练数据
Xi = np. array([8.19,2.72,6.39,8.71,4.7,2.66,3.78])
Yi = np. array([7.01,2.78,6.47,6.71,4.1,4.23,4.05])
＃定义拟合函数形式
def func(p,x):
    k,b = p
    return k * x＋b
＃定义误差函数
def error(p,x,y,s):
    print(s)
    return func(p,x)－y
＃随机给出参数的初始值
p = [10,2]
＃使用 leastsq()函数进行参数估计
s = '参数估计次数'
Para = leastsq(error,p,args=(Xi,Yi,s))
k,b = Para[0]
print('k=',k,'\n','b=',b)
＃图形可视化
plt. figure(figsize = (8,6))
＃绘制训练数据的散点图
plt. scatter(Xi,Yi,color='r',label='Sample Point',linewidths = 4)
plt. xlabel('x')
plt. ylabel('y')
```

```
w = np.linspace(0,10,1000)
h = k * w + b
plt.plot(w,h,color='orange',label='Fitting Line',linewidth=3)
plt.legend()
plt.show()
```

运行结果如图 10.1 所示。

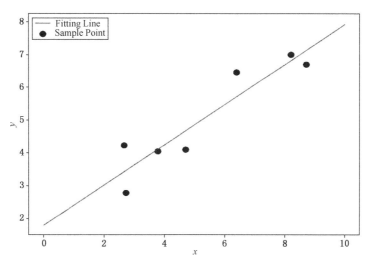

图 10.1　最小二乘法拟合数据

10.1.4　数据处理的主要包库之 Scikit-Learn

Scikit-Learn(简称 sklearn)：sklearn 是 Python 中常用的机器学习工具包之一，其具有完善的机器学习工具箱，它为分类、回归、聚类和降维等任务提供了广泛的工具和算法。sklearn 构建在 NumPy、SciPy 和 Matplotlib 等其他流行库之上，它的设计易于扩展并与其他 Python 库集成。使用 sklearn 可以轻松地预处理数据、训练模型和评估模型性能。它还提供了许多实用的工具和函数，如交叉验证、网格搜索、特征选择和模型选择等。此外，sklearn 还支持多种统计分析方法和可视化工具，可以帮助用户更好地理解数据和模型。sklearn 是一个简单高效进行数据处理的工具，它的子模块包括以下内容：

分类模块：比如 SVM、k-近邻、逻辑回归等。

回归模块：比如 Lasso、岭回归等。

聚类模块：比如 k-均值、谱聚类等。

降维模块：比如 PCA、特征选择、矩阵分解等。

选型模块：比如网格搜索、交叉验证、度量。

预处理模块:比如特征提取、标准化。

sklearn. preprocessing 包提供了几个常用的数据处理函数,把原始特征向量改到适合的表示范围下。

```
from sklearn import preprocessing
import numpy as np
X_train = np. array([[ 1. ,-1. ,1. ],
[ 1. ,0. ,0. ],
[ 0. ,1. ,-1. ]])
scaler = preprocessing. StandardScaler(). fit(X_train)    #标准化
print(scaler. mean_)
print(scaler. scale_)
X_scaled = scaler. transform(X_train)
print(X_scaled)
```

输出结果:

```
[0. 66666667 0.          0.         ]
[0. 47140452 0. 81649658 0. 81649658]
[[ 0. 70710678 -1. 22474487   1. 22474487]
 [ 0. 70710678 0.          0.         ]
 [-1. 41421356   1. 22474487 -1. 22474487]]
```

当特征在不同的尺度上时,缩放稀疏矩阵是非常有意义的,sklearn 专门为缩放稀疏矩阵创建了函数 MaxAbsScaler。

非线性变换可以分为分位数变换和幂变换两种类型。其中分位数变换使用简单,应用较广。分位数变换是将数据按照分位数进行转换的方法。例如,将数据按照中位数进行分组,然后将每组数据进行均值归一化。这样可以使得数据更加符合正态分布,从而更适合使用一些基于正态分布的模型。分位数变换还可以用于去除极端值或异常值。幂变换是将数据进行幂函数变换的方法。例如,将数据进行开方或对数变换。幂变换还可以用于降低数据的偏度或峰度,从而使得数据更加平滑或稳定。

QuantileTransformer 提供非参数变换以将数据映射到 0 和 1 之间的均匀分布,Power-Transformer 主要提供了以下两种幂变换,分别是 Yeo-Johnson 变换和 Box-Cox 变换。

Yeo-Johnson 变换由式(10-1)给出:

$$x_i^{(\lambda)} = \begin{cases} \dfrac{(x_i+1)^{\lambda}-1}{\lambda}, & \text{if } (\lambda \neq 0, x_i \geqslant 0) \\[3mm] \ln(x_i+1), & \text{if } (\lambda = 0, x_i \geqslant 0) \\[3mm] -\dfrac{(-x_i+1)^{2-\lambda}-1}{2-\lambda}, & \text{if } (\lambda \neq 2, x_i < 0) \\[3mm] -\ln(-x_i+1), & \text{if } (\lambda = 2, x_i < 0) \end{cases} \tag{10-1}$$

Box-Cox 变换由式(10-2)给出：

$$x_i^{(\lambda)} = \begin{cases} \dfrac{x_i^{\lambda}-1}{\lambda}, & \text{if } (\lambda \neq 0) \\[3mm] \ln(x_i), & \text{if } (\lambda = 0) \end{cases} \tag{10-2}$$

归一化过程就是将单个样本缩放到具有单位范数的过程。归一化使用较为广泛,其中函数 normalize 提供了一种归一化方法,其可以在单个阵列状的数据集上执行此操作进行快速简便的归一化。

```
X = [[ 1.,-1.,2.],
    [ 2.,0.,0.],
[ 0.,1.,-1.]]
X_normalized = preprocessing.normalize(X,norm='l2') ♯归一化
X_normalized
```

运行结果如下:

```
array([[ 0.40...,-0.40...,0.81...],
    [ 1.   ...,0.   ...,0.   ...],
    [ 0.   ...,0.70...,-0.70...]])
```

离散化操作(也称为量化或分箱)是一种将连续的特征转变为离散值的方法。离散化可以使得数据更加易于处理和理解,同时可以降低模型的复杂度和提高模型的鲁棒性。在离散化中,我们通常将连续变量分成多个离散的区间,并将每个区间用一个离散值来表示。其中独热编码的离散化特征对模型训练非常有价值,可以使模型更具有表现力,同时保持结果的可解释性。在机器学习中,离散化通常用于决策树、朴素贝叶斯等算法中,以便更好地处理连续变量和提高模型的准确率。

10.2　数据可视化相关工具库

10.2.1　数据可视化的描述

狭义上的数据可视化是指将数据用统计图表的形式展现出来,广义上的数据可视化是信

息可视化的一种形式。数据可视化是一种评估模型性能的重要方法。一般通过将数据以图形的形式呈现出来,我们可以更直观地了解模型的性能和结果。常见的数据可视化工具包括Matplotlib、Seaborn 和 Plotly 等。我们可以使用这些工具来绘制各种图表,如散点图、折线图、直方图、热力图等,以便更好地理解数据和评估模型性能。最近的研究表明,使用交互式可视化工具可以更好地评估和理解机器学习模型的性能。这些工具可以帮助用户更直观地探索数据和结果,发现模型的弱点并进行改进。

数据可视化主要用于数据结果的展示、数据模型的验证、图形交互和探查等方面,数据可视化能更好地让我们理解数据之间的关联。

在 Python 中,包含许多可视化的工具包,本书主要介绍常用的几个工具包。

10.2.2 数据可视化的主要包库之 Matplotlib

Matplotlib:Matplotlib 是 Python 中一种常用的数据可视化工具包。它提供了各种绘制图形的函数和工具,可以绘制散点图、折线图、直方图等。Matplotlib 的优点是易于学习和使用,可以生成高质量的图形,还可以与其他 Python 库集成使用。Matplotlib 还提供了各种定制选项,可以根据需求自定义颜色、字体、标签等细节。除了 Matplotlib,Seaborn 和 Plotly 等工具包也是常用的数据可视化工具包,可以根据具体需求选择合适的工具包进行数据可视化。Matplotlib 包功能强大,用法简单,有利于进行数据分析。使用 Matplotlib 可以轻松地创建高质量的图形,并进行各种定制和调整,以适应不同的数据和需求。它非常适合作图,并且图例非常丰富,即使还有大量其他的 Python 可视化库,但其使用依然较为广泛,因为其包含大量的组件,生态圈非常完美。Matplotlib 还具有与其他 Python 库集成的优点。例如,它可以与 NumPy 和 Pandas 等数据处理库集成使用,以便更好地处理和可视化数据。此外,Matplotlib 还可以与 Jupyter Notebook 等交互式计算工具集成使用,以便更好地探索和可视化数据。

垂直条形图:我们可以使用 bar 函数,它可以用来展示不同类别的数据之间的差异。在模型评估中,我们可以使用垂直条形图来观察不同模型的性能差异,以便更好地评估模型的优劣。对于水平条形图不再使用 bar 函数,而是 barh 函数。首先对原始数据做升序排序,但是生成的图形看上去并不是升序的,这是因为水平条形图的 y 轴刻度值是从下往上布置的,因此条形图从下往上是满足升序排序的。

饼状图:饼状图可以展示不同类别数据的占比关系,我们可以使用饼状图来观察不同模型的预测结果分布情况。在 Python 中,我们可以使用 Matplotlib 或 Seaborn 等库来绘制饼状图。其中,Matplotlib 提供了 pie() 函数用于绘制饼状图,可以通过传入数据列表和标签列表等参数来定制饼状图的样式和内容。Seaborn 则提供了 countplot() 函数用于绘制计数柱状图,可以将其组合使用实现饼状图的效果。

直方图:直方图是一种常用的数据可视化方法,它可以将数据按照一定的区间进行分组,并将每个区间的出现次数绘制成柱状图。通过直方图,我们可以更直观地了解数据的分布情况,判断数据是否符合正态分布等特征。Matplotlib 模块中的 hist 函数就是用来绘制直方图的。

箱线图:箱线图可以用来展示数据的分布情况和异常值。箱线图中箱体表示数据的 25% 到 75% 范围,中间的线表示中位数,箱外的点表示异常值。在模型评估中,我们可以使用箱线图来观察模型预测值和真实值之间的差异,以便更好地评估模型的性能。

折线图:折线图可以用来展示数据随时间变化的趋势。在模型评估中,我们可以使用折线图来观察模型预测值和真实值随时间的变化情况。在绘制折线图的时候我们可以使用 Matplotlib 模块中的 plot 函数实现。

散点图:散点图可以用来展示两个变量之间的关系,比如判断数据是否具有线性关系等。Matplotlib 模块中的 scatter 函数可以非常方便地绘制两个数值型变量的散点图。

接下来我们用一些实例来展示一下可视化过程。

$\sin(x)$ 图绘制:

```
import matplotlib. pyplot as plt
import numpy as np
from pylab import *        ♯导入模块设置中文参数。
rcParams['font. sans-serif'] = ['SimHei']        ♯指定中文字体
rcParams['axes. unicode_minus'] = False        ♯解决图像中负号显示为方块的问题
x = np. linspace(1,10,50)
y = np. sin(x)
plt. plot(x,y,label="曲线图",color="r",lw=1.0,ls="－－")
plt. legend(loc="upper left")
plt. xlim(2,9)        ♯设置 x,y 轴的数值范围
plt. ylim(-1,1)        ♯设置 y 轴的数值范围
plt. xlabel("x 数轴")        ♯设置 x,y 轴的标注
plt. ylabel("y 数轴")
plt. grid(linestyle=":",color="r")        ♯绘制网格线
plt. axvline(x=4. 6,c="g",ls="－－",lw=2)        ♯绘制参考线
plt. axhline(y=0. 0,c="g",ls="－－",lw=2)
plt. axvspan(xmin=4. 0,xmax=6. 0,facecolor="y",alpha=0. 2)        ♯绘制阴影部分
```

```
plt. axhspan(ymin=-0.5,ymax=0.5,facecolor="y",alpha=0.2)
    plt. annotate("最大值",xy=(7.8,1.0),xytext=(6.2,0.8),
        weight="bold",color="m",arrowprops=dict(arrowstyle="->",
            connectionstyle="arc3",color="b",lw=2))      #指向型注释
    plt. text(6.5,0.1,"方程式 y=sin(x)",weight="bold",color="b") #无指向型注释
    plt. title("方程式 y=sin(x)曲线图") #图形标题
    plt. show()
```

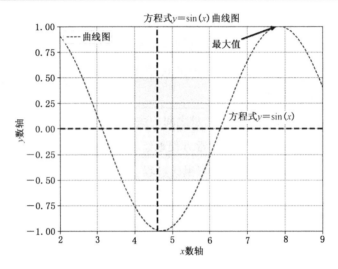

图 10.2   sin(x)图

折线图实例：

```
import matplotlib. pyplot as plt
listx1 = [1,5,7,9,13,16]  #x 轴
listy2 = [15,50,80,40,70,50]  #y 轴
plt. plot(listx1,listy2,color="red",lw=4.0,ls="--",label="style1")   #红色折线
listx2 = [2,6,8,11,14,16]  #x 轴
listy2 = [10,40,30,50,80,60]  #y 轴
plt. plot(listx2,listy2,lw=2.0,ls="-.",color="green",label="style2")   #绿色折线
plt. legend()
plt. show()
```

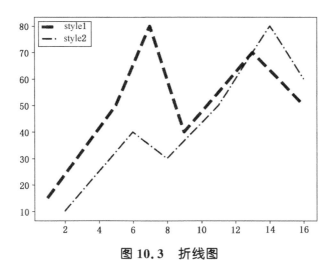

图 10.3　折线图

条形图实例：

```
import matplotlib as mpl
import matplotlib. pyplot as plt
mpl. rcParams['font. sans-serif'] = ['SimHei']        #指定中文字体
mpl. rcParams['axes. unicode_minus'] = False          #解决图像中负号显示为方块的问题
a = [20,40,60,80,100]   #x轴
b = [68,88,66,90,60]   #y轴
plt. bar(a,b,align="center",color = "c",tick_label=["语文","数学","英语","体育","音乐"],
width=10.0,hatch="/")
plt. xlabel("各科成绩")   # x轴标签
plt. ylabel("成绩等级")   #y轴标签
plt. legend()
plt. show()
```

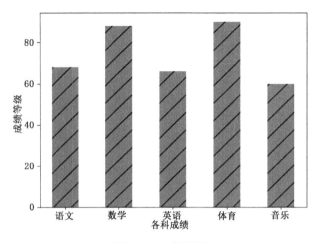

图 10.4 条形图

散点图实例：

```
import matplotlib. pyplot as plt
import numpy as np
from pylab import *        ♯设置中文参数。
rcParams['font. sans－serif'] = ['SimHei']
x = np. linspace(1,8,400)   ♯x轴
y = np. random. rand(400)   ♯y轴随机数据0～1
plt. scatter(x,y,c="r",label="散点图")   ♯画散点图
plt. legend()
plt. show()
```

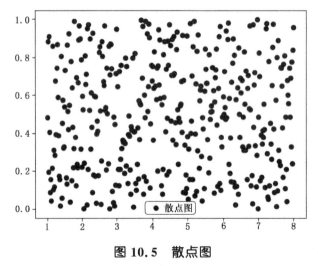

图 10.5 散点图

10.2.3　数据可视化的主要包库之 Pandas

Pandas:来源于 panel data,为了解决数据分析任务而创建的,其中包括了大量库和一些标准的数据模型,能高效地处理数据,Pandas 的绘图功能在某些情况可能要比 Matplotlib 更适合。Pandas 主要包括三种数据结构:

(1) Series 是一维数组的数据结构形式,和 NumPy 中的一维 array 类似。TimeSeries 是一个以时间为索引的 Series。

(2) DataFrame 是一种二维表格形式的数据结构,我们可以将其理解为 Series 的容器。

(3) Panel 是一种三维数组形式的数据结构,我们可以将其理解为 DataFrame 的容器。

Pandas 也是 Python 中一个常用的数据处理库,它提供了各种工具和函数,用于读取、处理和分析数据。Pandas 支持多种数据格式的读取,包括 CSV,Excel,SQL,JSON 等。其中,CSV 是一种常用的数据格式,它可以用于存储表格数据,每行数据用逗号或其他分隔符隔开。在 Pandas 中,我们可以使用 read_csv() 函数来读取 CSV 文件。除了 CSV 文件,Pandas 还可以读取其他类型的文件,例如 Excel 文件、SQL 数据库等。对于 Excel 文件,我们可以使用 read_excel() 函数来读取。对于 SQL 数据库,我们可以使用 read_sql() 函数来读取。同时,Pandas 还支持将数据写入文件或数据库中,例如使用 to_csv() 函数将数据写入 CSV 文件中。Pandas 是一个非常实用和强大的数据处理库,可以帮助用户轻松地读取、处理和分析各种类型的数据。

10.2.4　数据可视化的主要包库之 Seaborn

Seaborn:在 Matplotlib 基础上设计的,能满足大多数的数据可视化需求,拥有更加好用易用的高抽象级封装 API 的 Python 工具包。Seaborn 接受的数据类型是:Pandas 的 Dat-aFrame 和 NumPy 的 array。

Seaborn 最常用的函数是 displot,即可视化数据分布方式,通过观察数据分布方式,可以了解到数据的主要趋势。

Seaborn 使用实例:

```
import matplotlib. pyplot as plt
import seaborn as sns
import pandas as pd
import numpy as np
np. random. seed(0)
height = np. random. uniform(low=150,high=190,size=1000). reshape(-1,1)
weight = np. random. normal(loc=70,scale=10,size=1000). reshape(-1,1)
```

```
data = np.concatenate((height,weight),axis=1)
df = pd.DataFrame(data,columns=['height','weight'])
sns.set()    # 切换到 sns 的默认运行配置,不切换图像就很丑
sns.displot(data=df,kde=True)
plt.show()
```

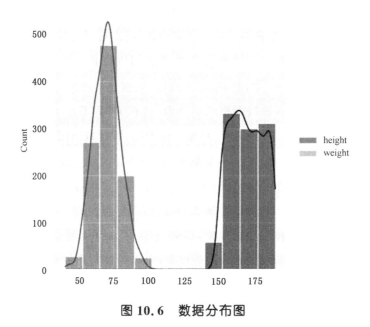

图 10.6　数据分布图

10.3　模型训练与评估相关工具库

10.3.1　模型训练简介

模型训练是经过一系列数据运算后得到模型参数的过程,为了达到高准确率的目标,不断找出最优配置参数。模型评估是为了对得到的模型参数比较,来进行参数调优的过程。

模型训练过程主要包括网络模型的前向传播计算和反向传播计算,其中前向传播计算是特征信息的传递过程,而反向传播计算是利用误差信息对模型的修改过程。在机器学习领域,我们经常需要评估训练出来的模型的性能,以便确定其在实际应用中的可用性。模型评估是用一个测试集来进行模型的判断,评估泛化误差的过程。

10.3.2　模型评估及其方法

模型评估是量化预测质量的重要指标,根据划分方式的不同,可以将评估方法划分为留出法、交叉验证法和自助法三种形式。

留出法：主要思想是将数据集根据用途划分为两个互斥的集合，其中一个集合作为训练集进行模型训练，另一个作为测试集进行模型验证。在进行数据集划分的时候要保持数据分布不变，防止造成额外的误差影响结果。

交叉验证：一种常用的模型评估方法，通过交叉验证，可以有效地评估模型的性能，这种方法将数据集划分为若干个独立的测试集和训练集，以便更好地检查模型的准确性和可靠性。通过重复这个过程，我们可以得到每个子集的性能评估结果，并计算出平均值作为最终的模型性能评估结果。

自助法：一种从给定的训练集中有放回的均匀抽样的验证方法，换句话说，就是每当选中其中一个样本，它可能会被再次选中加入训练集中。

sklearn 有以下 3 种不同的 API 用于评估模型预测的质量：

Estimator score method（估计器得分的方法）：Estimators 拥有一种独特的 score 方法，它可以根据用户的需求，对解决的问题进行评估，并以 evaluation criterion 作为评估标准，以此来衡量模型预测的表现。

Scoring parameter（评分参数）：Model-evaluation tools（模型评估工具）依靠 internal scoring strategy（内部评分策略）进行 cross-validation（model_selection. cross_val_score 和 model_selection. GridSearchCV）。

Metric functions（指标函数）：Metrics 模块实现了针对具有特定目的的评估预测误差的函数。Metrics 中常用函数的导入：

```
from sklearn. metrics import accuracy_score        #准确率

from sklearn. metrics import precision_score        #查准率

from sklearn. metrics import recall_score           #查全率＝召回率＝敏感度

from sklearn. metrics import roc_curve        #ROC 曲线

fpr,_,_ = roc_curve(y_pred,y_true)

from sklearn. metrics import f1_score        #f1 值

from sklearn. metrics import cohen_kappa_score        #Kappa 系数

from sklearn. metrics import matthews_corrcoef        #Matthews 相关系数

from sklearn. metrics import confusion_matrix        #混淆矩阵
```

模型评估还可以利用混淆矩阵。混淆矩阵是一种可视化评估模型性能的方法，它将模型预测结果与真实结果进行比较，并将它们分为真正例、假正例、真反例和假反例四个类别。通过混淆矩阵，我们可以计算出诸如准确率、召回率、精确率和 $F1$ 值等指标，进一步评估模型的性能。

了解混淆矩阵就需要了解四种变量值：TP（True Positive），TN（True Negative），FP（False Positive），FN（False Negative）。

TP 是将正类样本预测为正例的样本数，FN 是将正类样本预测为负例的样本数，FP 是将负类样本预测为正例的样本数，TN 是将负类样本预测为负例的样本数。

利用这四种变量设置了召回率和精确率。召回率是针对原样本，含义是预测正确的样本数占实际为正样本的百分比，召回率用变量 R 表示，公式为 $R = \dfrac{TP}{TP+FN}$；精确率是针对预测结果好坏的指标，含义是指预测正确的样本数占模型预测为正样本数的百分比，精确率用变量 P 表示，公式为 $P = \dfrac{TP}{TP+FP}$。除此之外还有一个准确率 accuracy，指预测正确的样本数占总样本百分比，公式为 $accuracy = \dfrac{TP+TN}{TP+FN+TN+FP}$。

为了综合考虑召回率和精确率这两个指标，设置了 $P\text{-}R$ 曲线，将召回率作为 $P\text{-}R$ 曲线的横轴，精确率作为 $P\text{-}R$ 曲线的纵轴。ROC 曲线是根据真正例率和假正例率绘制的曲线，它可以帮助我们选择最合适的阈值来平衡准确率和召回率。

在二元分类中 ROC 曲线是常用的评估方法，它与 $P\text{-}R$ 曲线类似，绘制的是 TPR 和 FPR 的关系，所以首先需要了解 TPR 和 FPR，TPR 的公式和召回率 R 的公式一样，称为正样本的召回率；FPR 的公式为 $FPR = \dfrac{FP}{TN+FP}$，称为负样本的召回率。

下面展示一个 ROC 曲线的示例：

```
from sklearn. metrics import roc_curve,auc
import numpy as np
import matplotlib. pyplot as plt
y_test = np. array([1,1,0,1,1,1,0,0,1,0,1,0,1,0,0,0,1,0,1,0])
y_score = np. array([0.95,0.88,0.78,0.6,0.55,0.54,0.53,0.52,
0.51,0.505,0.4,0.39,0.38,0.37,0.36,0.35,0.34,0.33,0.3,0.1])
fpr,tpr,thre = roc_curve(y_test,y_score)
##计算auc的值,就是roc曲线下的面积
auc = auc(fpr,tpr)
##画图
plt. plot(fpr,tpr,color = 'darkred',label = 'roc area:(%0.2f)'%auc)
```

```
plt.plot([0,1],[0,1],linestyle = '--')
plt.xlim([0,1])        #x 轴界限
plt.ylim([0,1])        #y 轴界限
plt.xlabel('fpr')
plt.ylabel('tpr')
plt.title('roc_curve')
plt.legend(loc = 'lower right')
plt.show()
```

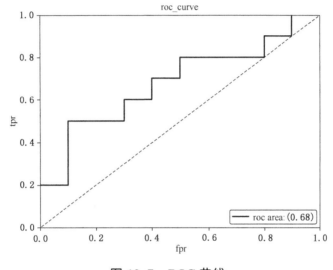

图 10.7　ROC 曲线

有些时候我们利用 ROC 曲线不能很好地验证不同模型的好坏,因此定义另外一个指标,即 AUC。AUC 是指 ROC 曲线下方的面积,AUC 越大,说明模型的性能越好。AUC 可以指代为一个模型性能好坏的概率值,例如当我们随机挑选一个正样本和一个负样本,我们模型将正样本排在负样本前面的概率值就是 AUC 值,因此,对于一个确定的模型来说,AUC 值越大,表示这个模型更能正确预测样本结果,更好地进行分类。

ROC 曲线越靠近左上角,说明模型的性能越好。ROC 曲线越靠近对角线,说明模型的性能越差。当 ROC 曲线与 x 轴相交时,说明模型选择的阈值等于或高于最大预测概率,此时 TPR 和 FPR 均为 1。当 ROC 曲线与 y 轴相交时,说明模型选择的阈值等于或低于最小预测概率,此时 TPR 和 FPR 均为 0。

ROC 曲线具有良好的数据适应性,可以极大地减小不同数据集带来的分布差异影响,保持 ROC 曲线形状不变,更好地展示模型性能,在实际场景中应用效果较好。

10.4　讨论与总结

本章首先介绍了数据分析需要用到的软件 PyCharm,并简单介绍了导包的过程。然后对数据准备需要用到的包库进行介绍及演示部分函数的使用,进而介绍了数据可视化的包库及模型训练及评估的方法。

通过本章的学习,我们知道了 Python 语言极大地便利了数据处理和数据分析操作。在医疗数据处理中也颇为常见,对于医疗数据中的异常值怎么用 Python 语言进行处理呢? 如何引用 Python 包库进行数据分布展示呢? 这还需要我们进一步学习。

10.5　练习与拓展

1. 运用数据处理、数据可视化的包库进行数据分析处理,练习包库的使用。

2. 如何运用 Matplotlib 包绘制 $\cos(x)$ 曲线图?

3. 如何运用 Python 包库进行数据集中异常值的过滤?

参 考 文 献

[1] Koo T K，Li M Y. A Guideline of Selecting and Reporting Intraclass Correlation Coefficients for Reliability Research[J]. Journal of Chiropractic Medicine，2016，15(2)：155-163.

[2] 唐万，胡俊，张晖，等. Kappa 系数：一种衡量评估者间一致性的常用方法[J]. 上海精神医学，2015(1)：62-67.

[3] 程琮，刘一志，王如德. Kendall 协调系数 W 检验及其 SPSS 实现[J]. 泰山医学院学报，2010(7)：4.

[4] 朱嘉欣，包雨恬，黎朝. 数据离群值的检验及处理方法讨论[J]. 大学化学，2018，33(8)：58-65.

[5] 陈方尧，陈平雁. 四种组内相关系数计算方法的比较[C]. 2011 年中国卫生统计学年会，2011.

[6] 衡明莉，陈丽嫦，王骏. 临床试验中缺失数据处理方法研究[J]. 中国临床药理学杂志，2019，35(22)：5.

[7] 顾亚文. 浅谈基础特征工程[J]. 数字技术与应用，2020，38(2)：217-218.

[8] 李郅琴，杜建强，聂斌，等. 特征选择方法综述[J]. 计算机工程与应用，2019，55(24)：10-19.

[9] 田伟，殷淑娥. 浅析数据清洗[J]. 计算机光盘软件与应用，2013(11)：295-295，297.

[10] 潘侃，尹春林，王磊，等. 基于特征工程的重要节点挖掘方法[J]. 电子科技大学学报，2021，50(6)：930-937.

[11] 杨胜凯. 基于核主成分分析的特征变换研究[D]. 杭州：浙江大学，2014.

[12] 杨中良，李蒙蒙，徐若灏，等. 一种融合各类最小主成分子空间的特征变换方法[J]. 计算机应用研究，2021，38(7)：2081-2084，2090.

[13] 赵学健，孙知信，袁源. 基于预判筛选的高效关联规则挖掘算法[J]. 电子与信息学报，2016，38(7)：1654-1659.

[14] 钟倩漪，钱谦，伏云发，等. 粒子群优化算法在关联规则挖掘中的研究综述[J]. 计算机科学与探索，2021，15(5)：777-793.

[15] 陈治，吴娟娟. 基于关联规则的医疗数据挖掘研究[J]. 统计与决策，2020，36(6)：174-177.

［16］Han J，Pei J，Yin Y，et al. Mining Frequent Patterns without Candidate Generation［J］. Data Mining and Knowledge Discovery，2004(8)：53-87.

［17］岳根霞. 基于关联规则的医疗大数据挖掘算法［J］. 微电子学与计算机，2019，36(4)：105-108.

［18］Kramer O. K-nearest Neighbors［M］// Dimensionality Reduction with Unsupervised Nearest Neighbors. Berlin，Heidelberg：Springer，2013：13-23.

［19］吴金娥，段倩倩. 基于改进 KD 树的 k 近邻算法在欺诈检测中的应用［J］. 智能计算机与应用，2021，11(3)：138-142.

［20］朱利，邱媛媛，于帅，等. 一种基于快速 k-近邻的最小生成树离群检测方法［J］. 计算机学报，2017，40(12)：2856-2870.

［21］罗辛，欧阳元新，熊璋，等. 通过相似度支持度优化基于 K 近邻的协同过滤算法［J］. 计算机学报，2010，33(8)：1437-1445.

［22］Pedregosa F，Varoquaux G，Gramfort A，et al. Scikit-learn：Machine Learning in Python［J］. The Journal of Machine Learning Research，2011(12)：2825-2830.

［23］Dua D，Graff C. UCI Machine Learning Repository［DB/OL］. (2017-01-01)［2022-02-01］. http：//archive. ics. uci. edu/mla.

［24］洪松林. 机器学习技术与实战：医学大数据深度应用［M］. 北京：机械工业出版社，2018.

［25］李倩，刘芸宏，吴晓慧，等. 基于决策树和 Logistic 回归预测出血性脑卒中手术后医院感染风险［J］. 中华医院感染学杂志，2021(23)：31.

［26］徐蕾. 决策树技术及其在医学中的应用［D］. 上海：第二军医大学，2004.

［27］刘亚芬. 基于 GA 的 CART 决策树改进算法与应用［D］. 广州：广州大学，2020.

［28］蒲海坤，高鑫，桑鑫. 基于 C4.5 数据挖掘算法研究与实现［J］. 黑龙江科技信息，2021(23)：55-56.

［29］Qi M. LightGBM：A Highly Efficient Gradient Boosting Decision Tree［C］. Neural Information Processing Systems. Curran Associates Inc，2017.

［30］周志华. 机器学习［M］. 北京：清华大学出版社，2016.

［31］李航. 统计学习方法［M］. 北京：清华大学出版社，2012.

［32］林香亮，袁瑞，孙玉秋，等. 支持向量机的基本理论和研究进展［J］. 长江大学学报(自然科学版)，2018，15(17)：48-53，6.

［33］丁世飞，齐丙娟，谭红艳. 支持向量机理论与算法研究综述［J］. 电子科技大学学

报，2011，40(1)：2-10.

[34] 奉国和. SVM 分类核函数及参数选择比较[J]. 计算机工程与应用，2011，47(3)：123-124，128.

[35] 阎威武，邵惠鹤. 支持向量机和最小二乘支持向量机的比较及应用研究[J]. 控制与决策，2003，18(3)：358-360.

[36] Hsieh W W. Machine Learning Methods in the Environmental Sciences：Neural Networks and Kernels[M]. Cambridge：Cambridge University Press，2009.

[37] Keerthi S S，Shevade S K，Bhattacharyya C，et al. Improvements to Platt's SMO Algorithm for SVM Classifier Design[J]. Neural Computation，2001，13(3)：637-649.

[38] 杨雷，曹翠玲，孙建国，等. 改进的朴素贝叶斯算法在垃圾邮件过滤中的研究[J]. 通信学报，2017，38(4)：140-148.

[39] 任晓明，李章吕. 贝叶斯决策理论的发展概况和研究动态[J]. 科学技术哲学研究，2013，30(2)：1-7.

[40] 贺鸣，孙建军，成颖. 基于朴素贝叶斯的文本分类研究综述[J]. 情报科学，2016，34(7)：147-154.

[41] 张亚萍，陈得宝，侯俊钦，等. 朴素贝叶斯分类算法的改进及应用[J]. 计算机工程与应用，2011，47(15)：134-137.

[42] 梁书彤，郭茂祖，赵玲玲. 基于机器学习的医疗决策支持系统综述[J]. 计算机工程与应用，2019，55(19)：1-11.

[43] 张素智，陈小妮，杨芮，等. 基于类内和类间距离的主成分分析算法[J]. 计算机工程与设计，2020，41(8)：2177-2183.

[44] 李思奇，吕王勇，邓柙，等. 基于改进 PCA 的朴素贝叶斯分类算法[J]. 统计与决策，2022，38(1)：34-37.

[45] 刘开南，冯新扬，邵超. 一种面向图像分类的流形学习降维算法[J]. 计算机应用与软件，2019，36(8)：210-213，229.

[46] 房梦玉，马明栋. 改进的 PCA-LDA 人脸识别算法的研究[J]. 计算机技术与发展，2021，31(2)：65-69.

[47] 魏凌云，韩栋，徐金龙，等. 妇婴疾病诊断相关组应用与评价[J]. 中国卫生经济，2016(5)：81-83.

[48] 万崇华，蔡乐，许传志. 疾病诊断相关组 DRGs 研究的现状，问题及对策[J]. 中国医院统计，2001，8(2)：112-115.

［49］Madhulatha T S. An Overview on Clustering Methods［J］. IOSR Journal of Engineering，2012，2(4)：719-725.

［50］孙吉贵，刘杰，赵连宇. 聚类算法研究［J］. 软件学报，2008，19(1)：48-61.

［51］王千，王成，冯振元，等. K-means 聚类算法研究综述［J］. 电子设计工程，2012，20(7)：21-24.

［52］杨俊闯，赵超. K-Means 聚类算法研究综述［J］. 计算机工程与应用，2019，55(23)：7-14.

［53］周飞燕，金林鹏，董军. 卷积神经网络研究综述［J］. 计算机学报，2017，40(6)：23.

［54］胡中源，薛羽，查加杰. 演化循环神经网络研究综述［J］. 计算机科学，2023，50(3)：254-265.

［55］刘建伟，宋志妍. 循环神经网络研究综述［J］. 控制与决策，2022，37(11)：2753-2768.

［56］梁蒙蒙，周涛，张飞飞，等. 卷积神经网络及其在医学图像分析中的应用研究［J］. 生物医学工程学杂志，2018，35(6)：977-985.

［57］李娟，汤翔宇，沈逸，等. 基于卷积神经网络的深度学习算法对颅内出血的类型识别及血肿分割一致性的研究［J］. 放射学实践，2021，36(1)：7-12.

［58］王祥，李清楚，邵影，等. 基于三维卷积神经网络肺结节深度学习算法模型临床效能初步评估［J］. 放射学实践，2019，34(9)：942-946.

［59］Yimeng Zhang. Machine Learning From Scratch［EB/OL］.（2019-01-19）［2023-03-24］. https：//machine-learning-from-scratch. readthedocs. io/ zh_CN/latest.

［60］Steven S Skiena. The Data Science Design Manual［M］. New York：Springer Cham，2017.

［61］Romaniuk S N. Data Munging and Wrangling［M］. New York：Springer International Publishing，2022.

［62］apricoter 数值型变量的可视化［EB/OL］.（2019-02-18）［2023-03-24］. https：//www. jianshu. com/p/48c49d10101e.

［63］Z Guan，T Ji，et al. A Survey on Big Data Pre-processing［J］. ACIT-CSII-BCD，2017：241-247.

［64］Agrawal R，Srikant R. Fast Algorithms for Mining Association Rules［C］// Proceedings of the 20th International Conference on Very Large Data Bases，IEEE，1994.

［65］ Brin S，Motwani R，Silverstein C．Beyond Market Baskets：Generalizing Association Rules to Correlations［C］．ACMPUB27 New York，NY，USA，1997．

［66］ B Liu，W Hsu，Y Ma．Integrating Classification and Association Rule Mining ［J］．KDD，1998，17(11)：80-86．

［67］ 吴晓婷，闫德勤．数据降维方法分析与研究［J］．计算机应用研究，2009，26(8)：2832-2835．

［68］ Schölkopf B，Smola A，Müller K R．Kernel Principal Component Analysis ［C］//Artificial Neural Networks—ICANN′97：7th International Conference Lausanne，Switzerland，October 8 – 10，1997 Proceeedings．Berlin，Heidelberg：Springer Berlin Heidelberg，2005：583-588．